家で生まれて家で死ぬ

矢島床子
新田國夫
佐藤有里
三砂ちづる

ミツイパブリッシング

はじめに

三砂ちづる

本書は二〇一六年一二月一一日、津田塾大学小平キャンパスで開催したシンポジウム「家で生まれて、家で死ぬ」の記録に加筆修正したものです。シンポジウムのきっかけは、この小平キャンパスのある東京都多摩地区に「家で生まれて、家で死ぬ」という古くて、かつ、先進的な取り組みを進めてこられた、お二人がいらっしゃることでした。

矢島助産院の矢島床子さんは、国分寺で開業されている助産婦さんです。矢島助産院での研修を経て、多摩地区のあちこちで開業する助産師の方がたくさんいらっしゃいますので、ここ多摩地区は、日本で一番、開業助産師の選択肢が多い地区になっています。

矢島さんの活動はテレビや週刊誌でも紹介され、日本全国で知られています。日本を代表する開業助産婦のお一人です。

日本にいると、開業助産院というのは、どこにでもあると思われるかもしれません。しかし、日本の開業助産院のようなところは、世界中を探しても、なかなかありません。嘱託の医師が必要ですが、問題ないケースであれば医師のいないところで、助産師が自然なお産を介助することができる。そのような場所は、世界中でもほとんど見当たらないのです。

助産師は医療介入ができません。開業助産院では、近代医療の確立前から、人間がずっと続けてきたお産の姿をうかがい知ることができます。日本の助産院には、アフリカやラテンアメリカ、東南アジアなど世界中から研修に来られます。医療設備のないところで、こんなに安全に幸せなお産が行われていることに、みなさん目からうろこ、という感じで、非常に感銘を受けて帰られます。日本の開業助産院は、世界文化遺産にしてもらいたい、と思うくらい、素晴らしいところです。

国立市で開業されている新田クリニックの新田國夫さんは、日本の訪問診療のさきがけのお一人です。国立市をベースにたくさんの方を家で看取ってこられました。私の夫も、新田先生のおかげで家で看取ることができました。

家で死ぬということに関しては、今は日本中で話題になっています。しかしながら、現実的には、まだ、なかなか難しい。その理由は、在宅での看取りに協力してくれる医師、スタッフ、あるいはそうした施設がないから、ということになっています。国立市には新田先生がおられますので、望めば、家で死ぬことが可能です。

「家で生まれて家で死ぬ」ということは、今の医療のシステムでは、もちろんマジョリティーがやっていることではありません。けれども、新しい動きとして発信していく時期に来ている、と言えないでしょうか。

シンポジウムでは右にご紹介したお二人のほかに、家で五人のお子さんを出産され、義理のお父さまを家で看取られた佐藤有里さん、それから夫を家で看取った私が登壇し、最後にパネルディスカッションを行いました。

たいへん小さな試みですが、みなさまと一緒に考えていければと思っております。

目次

I　家で生まれる、ということ

矢島床子

助産婦（助産師）は、お母さんが赤ちゃんを産む手助けをする仕事です。私は助産婦として、女性が心と体を解放して、安心して産める場所をつくってきました。

女性が産んで育てていくということは、大昔から続いていて、そしてこれからもずっと続いていくものです。もちろん男性も必要ですが、私はとにかく産む性である女性を守りたい。この思いでやってきました。

一九八七年に開業助産婦として、活動を始めました。一九九〇年、東京都国分寺市に助産院をかまえ、二〇一七年一一月で、開業満三〇年を迎えます。これまで約五二〇〇人の赤ちゃんが、矢島助産院で生まれました。嘱託の医師、地域のみなさんに支えられて、ようやくここまで来たという思いです。本当に、感謝の気持ちでいっぱいです。

産む環境が大きく変わりました

「家で生まれて家で死ぬ」ということが、当たり前の時代がありました。私の父と母は、明治三四年と四三年の生まれです（図1）。私は七人兄妹の下から二番目です。父母には、一九人の孫と三一人のひ孫が生まれました。

私の兄妹七人は、みんな家で生まれました。一方、私の姉妹はほとんど病院で産んでいます。そして後にお話ししますが、三番目の姉をのぞいて、病院で死んでいます。

その昔、お産は産婆がとりあげていました。一九五〇年までは、自宅出産が九五パーセントでした。ところがその後、病院での出産がどんどん増えていきます。一九六〇年代に入ると、病院や診療所の出産数が自宅出産数を上回ります。助産院出産も六〇年代をピークに減りつづけます（図2）。

産む場所と産み方が、この七〇年で大きく変わりました。死ぬ場所と死に方もまた、変わりました。病院で生まれて病院で死ぬことが、当たり前の時代になりました。

病院ももちろん必要です。けれども、病院の管理されたお産は、お産の主役である女性を受け身にさせます。病院でのお産は女性の自由や主体性、そして大切な「母と

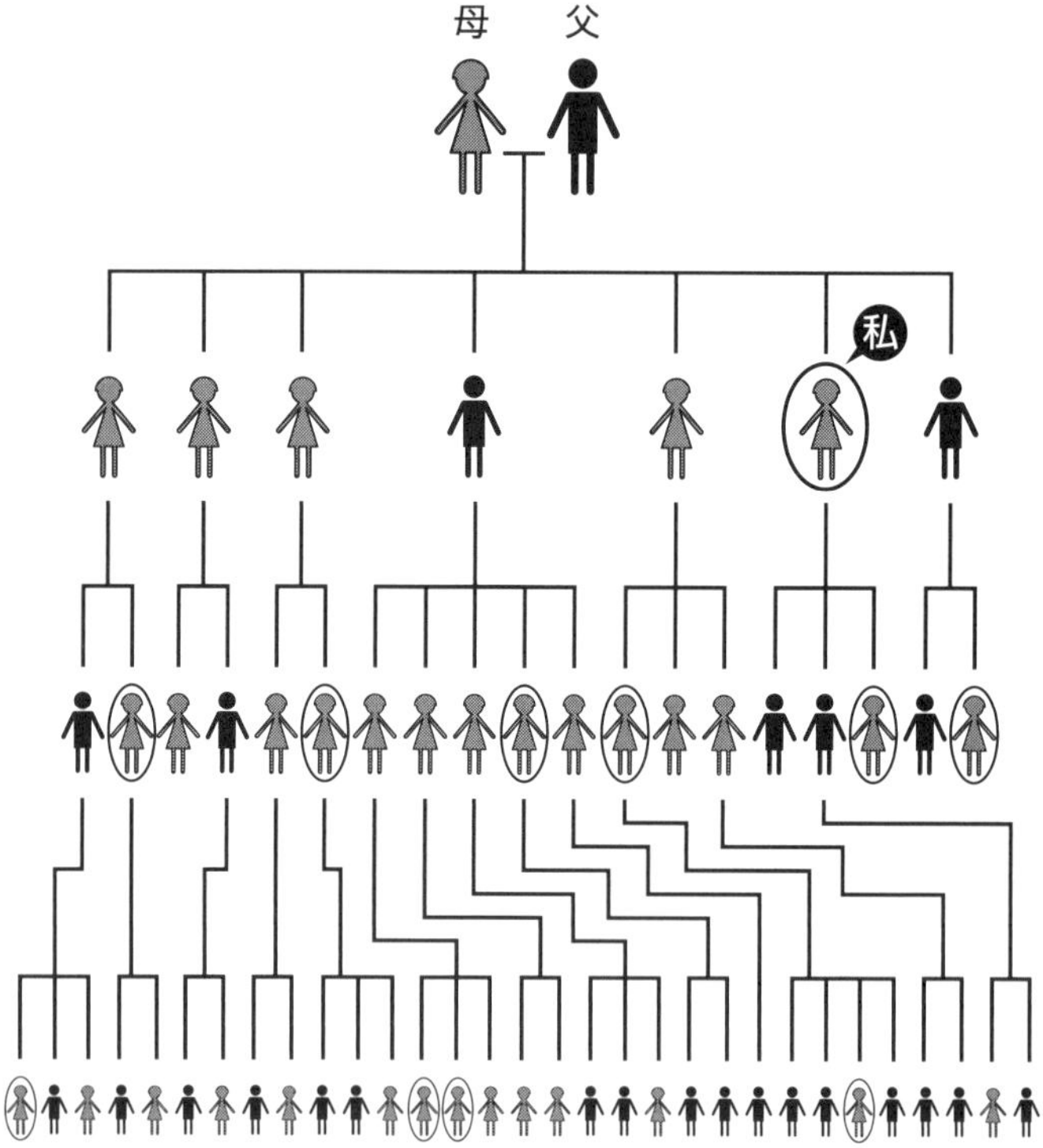

父母には子ども 7人、孫 19人、ひ孫 31人。7人兄妹の下から 2 番目が私。○は助産師・看護師になりました。

図 1　矢島家家系図

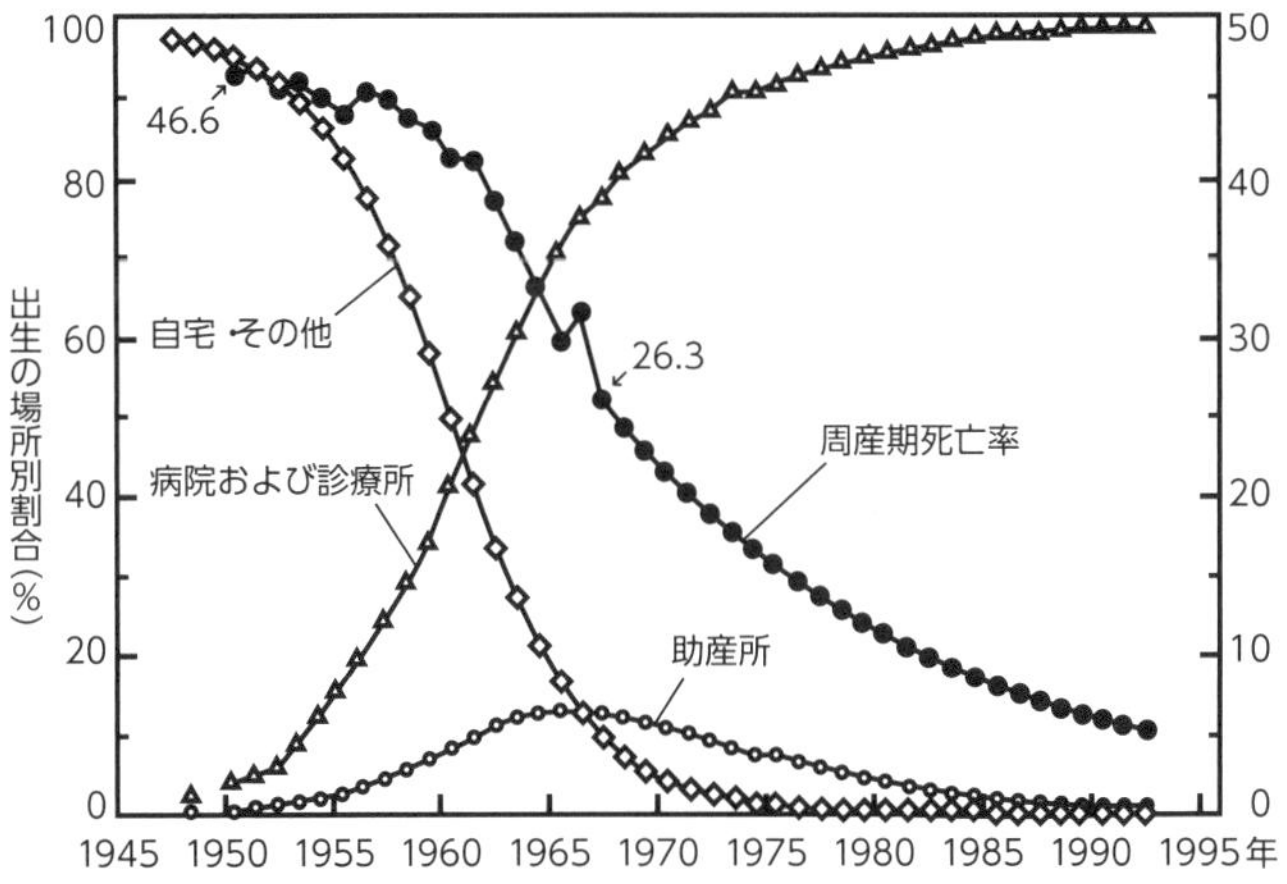

松岡悦子「助産所出産の安全性を考える　病院分娩の増加とお産の安全性」
（『助産婦』[1995.11]49巻4号：55-5）より作成

図２　年次別、出生の場所の変化と周産期死亡率

なる体感」を奪ってしまうことがあります。

私たちは動物ですから、動物の本能があります。「産む」ときや「死ぬ」ときには、動物としての本能を使います。

人間らしく生まれ、人間らしく生き、人間らしく死んでいく。人間にとって、そうして命をつないでいくことは、いちばん大切なこと、そして幸せなことではないかと私は思っています。ただその生と死の現場が病院に置き換わった今、私たちは何を大切にして、何を残していくべきなのか。今こそ改めて考えたほうがいいのではないでしょうか。

感じるお産＝フィーリング・バース

お産は、気持ちのよいものです。自分の産道や、膣《ちつ》が、本当にいとおしいほどの快感は忘れられません。私はもう七〇歳を過ぎていますが、自宅で長女を産んだとき、介助してくれた師匠・三森孔子《みもりよしこ》先生の指の動きが今でも感じられます。

よく私の田舎（岐阜県）では、おばあさんたちが年をとっても、お産の話になると「あのときは気持ちよかった」と話していました。その記憶があるから、前向きになって生きていける。女として、母になっていくことができる。女として産むことの想いや経験は、おばあさんになるまでずっと持ちつづけることができます。

お産は、「産まされる」ものではありません。何々法という「方法」を使えばいい、というものでもありません。産む女性が心と体を解放して、思い切り自分を出し切って、本能のままに産んでいる自分を感じる。それが「フィーリング・バース」です。

産まされるお産ではなく、女性が「産む自分」を感じるお産が、子育ての自信につながります。私も自分が家で産んだことで、それに気づくことができました。

絶対に一人にしない

産婦に寄り添うとき、私は「絶対に一人にしない」、「いつも体のどこかに触れている」、「すべてを受け入れる」、という三原則を実践しています。

たとえば痛みの恐怖でどうしようもないときに、一人でいることを想像してみてください。その苦しさ、つらさを女性に味わってほしくないのです。ですから矢島助産院では、夜中のお産でも三名の助産婦をつけています。絶対に一人にしない、ということは徹底しています。

二つ目の「いつも体のどこかに触れている」ですが、産道が開いていくときは、もう痛くて痛くてしかたがありません。骨盤の関節が緩んでくるのですから。そういうときは、放っておくのではなくて、いつも体のどこかに触れていてくれる、お母さんのような、おばあさんのような存在が必要なのです。ですから私は、ずっと産婦さんの腰をさすっています。

三つ目の「すべてを受け入れる」というのは、お産の痛みや不安は、「別世界に行く」ようなものです。ですから、泣いてもわめいても、うんちやおしっこをしても、ずっとそばについて体をさすって、「いいよいいよ、何をしてもいいよ」と語りかけます。そして、おかあさんの力と赤ちゃんの力が一つになって、新しいいのちが生まれてくるのを待つのです。

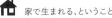

正気で赤ちゃんは産めません

骨盤が開いて、数センチの小さな膣が、赤ちゃんが出てこられるほどの大きさにわーっと開いていく。これは、普通ではありえないことです。正気では、絶対に赤ちゃんは産めません。この正気でない、別世界に付き添っていってあげられるのは、医療ではなく助産だと、私は思っています。

私は産婦さんに「バカになってね」とも言います。たとえば「今、何時ですか」と時間を気にしているうちは、赤ちゃんは生まれません。そういう数字やすべてを忘れきって、動物になる。本能のままになることを「バカになる」と表現しています。「バカになる」と言うと驚く方もいるかもしれませんが、産婦さんにはずっと通じるようです。「あ、こういうことなんだ」と。

矢島助産院では、お母さん、赤ちゃんに問題がなければ、最後は産婦さん自身でとりあげてもらいます。

私たちは、おしも（会陰）が裂けないように、ゆっくりゆっくりとりあげます。最後は赤ちゃんの脇の下に手を入れて、お母さんに、自分の力で引き出してもらいます。それがエクスタシーにも通じるんですね。「ああ、自分で産めたんだ！　気持ちよかった！」という感覚を糧に、お母さん自身が女として母親として、育っていける。私はそう思います。

自分の出せる限りの力で産んだという体験は、これから母としての人生を歩むうえで、必ずその方の原風景になります。その体験があるから、自信を持って子育てできる。おばあさんになっても「気持ちよかった」と言える。

お産は、自分が動物であることを感じる瞬間です。それをしっかりと感じることが、子どもを育てること、自分が生きていくことの原動力になる、と私は思っています。

寄り添うお産との出会い

私は長男、次男を病院で産みました。高度経済成長のまっただ中でしたから、夫はいつも会社で、仕事で朝帰りもめずらしくありませんでした。私は助産婦で、育児の専門家のはずなのに、子育てが苦しくて苦しくて。子どもを窓から放り投げたいと思ったこともありました。夫は会社に行ってばかりで私のことを振り向いてくれない、子どもはかわいいのに、この苦しい気持ちをどうしていいのかわからない。そんな感情を、たくさん味わいました。

息子たちが小学生になってから、立川市にあった三森助産院に就職しました。三森先生は、一九七〇年代にラマーズ法（分娩時の呼吸法）をいち早く取り入れた方です。

きっかけはまったくの偶然でした。子育て中の仲間――今で言う「ママ友」ですね――から、「三森さんのところでお産が始まっているらしいから見に行かない？」と誘われて、軽い思いでついて行きました。夜中に、国立市から立川市まで自転車をこいで。それが、人生を変える出会いになったのです。

三森さんは産婦さんの呼吸を上手に導いて、優しく励ましながら、おしもにまったく傷もなく産ませていました。病院のお産ばかり見ていた私は、ものすごくショックを受けました。

そのころ、三森助産院では月に三〇件もお産がありました。その後、三森さんに誘われて、私は大喜びで、三森助産院で働き始めました。

自分がいとおしくなるお産

もう一つの原点は、その三森さんの介助で、長女を自宅で産んだことです。もうすぐ四〇歳になるというときに、たまたま妊娠しました。避妊に失敗したわけではないと思うのですけど（笑）、「これは私の経験すべきことだ」と思い、迷わず自宅出産を選びました。

三森さんの優しい声、やわらかい指の動きを今でも思い出します。動物として「産む本能」、そして「産む快感」を心と体で感じたお産でした。

お産の最中、夫と三森さんが楽しくおしゃべりしていたこと。いつもの天井、いつもの障子があって、夫と二人の小学生の息子が見守ってくれる、いつもの生活の中にあるお産。出産の次の日は、新しいいのちとともに、いつもの朝を迎えることができました。「ああ、こんなに幸せなんだ」と、本当に感動しました。家族の優しさに気づくこともできました。いとおしさと自信の中で育児をスタートできたのです。

三森さんとの出会い、そして三森さんのもとで、家で長女を産んだこと。この二つが、私の人生を大きく変えました。長女の出産体験は、「フィーリング・バース」＝

産むことを感じる、という矢島助産院の理念になっています。
長女は今、一緒に矢島助産院で働いています。姪たちにも看護師が多く、そのほとんどが助産師です。彼女たちが職業をつないでいってくれたことは、私の誇りです。

妻がいちばん美しく見えた

助産院にはたいてい「お産の感想ノート」が置いてあります。出産後の女性や、家族が感想を書いてくれるものです。矢島助産院のノートはおかげさまで一〇〇冊を超えましたが、そこから感想をご紹介したいと思います。

自分の身体に備え付けられた機能が知りたい。今まで使わずにいた本能を全開にしたら、自分がどうなるのかを知りたい。自分の身体のやれる範囲、可能性を知りたい。そういう体験をして自分が何を感じて、そうなるのかを知りたい。

フィーリング・バースというのは、病院で安全に産むのが正しいという論理的な正義と比べたら、少しも論理的ではないかもしれない。でも、本質に近いと思う。私は本質に近い体験をすることができた。

次は、立ち会いをした男性の感想です。

確かに彼女は痛みに耐えて、苦しみがあったと思うのですが、陣痛の始まりから出産まで、ずっと一緒にいて思ったのは、「今まで一緒にいたなかで、一番美しいな」ということでした。とくにもうすぐ生まれそうというときの彼女は特別でした。痛みを抜こうとするときの呼吸や、踏ん張ったときに一気に噴き出す汗や、自分の手を思いっきり握って、子どもをいままさに産もうとしている姿は本当に美しかったです。私が見たお産は、喜びと生命力に満ちた最高に美しいものでした。

子どもたちとお産

子どもの立ち会い出産について、不安を抱く方もおられるかもしれません。大切なのは、お産のときに子どもたちが置き去りにされることがないように、かかわりを持ちながら出産までの時間を過ごすことです。

子ども時代に、矢島助産院で弟さんの出産に立ち会った女性が、一八年後、自分のお産のために戻ってきてくれました。当時、姉として立ち会った矢島助産院の四畳半の畳の上で、自分のお産をしました。好きな体位で、好きな人たちに見守られて。家族と一緒のお産でしたが、いちばん上の子が、赤ちゃんが出てくるのをしっかり見てくれていました。

「満足できるお産をしたい」と、栃木の自宅から、助産院近くの友人の家に居候してお産をしに来てくれた方もいました。病院で助産師として働いている方でした。自分のお産をもっと大切にしたい、という思いで、助産院でのお産を望んだそうです。

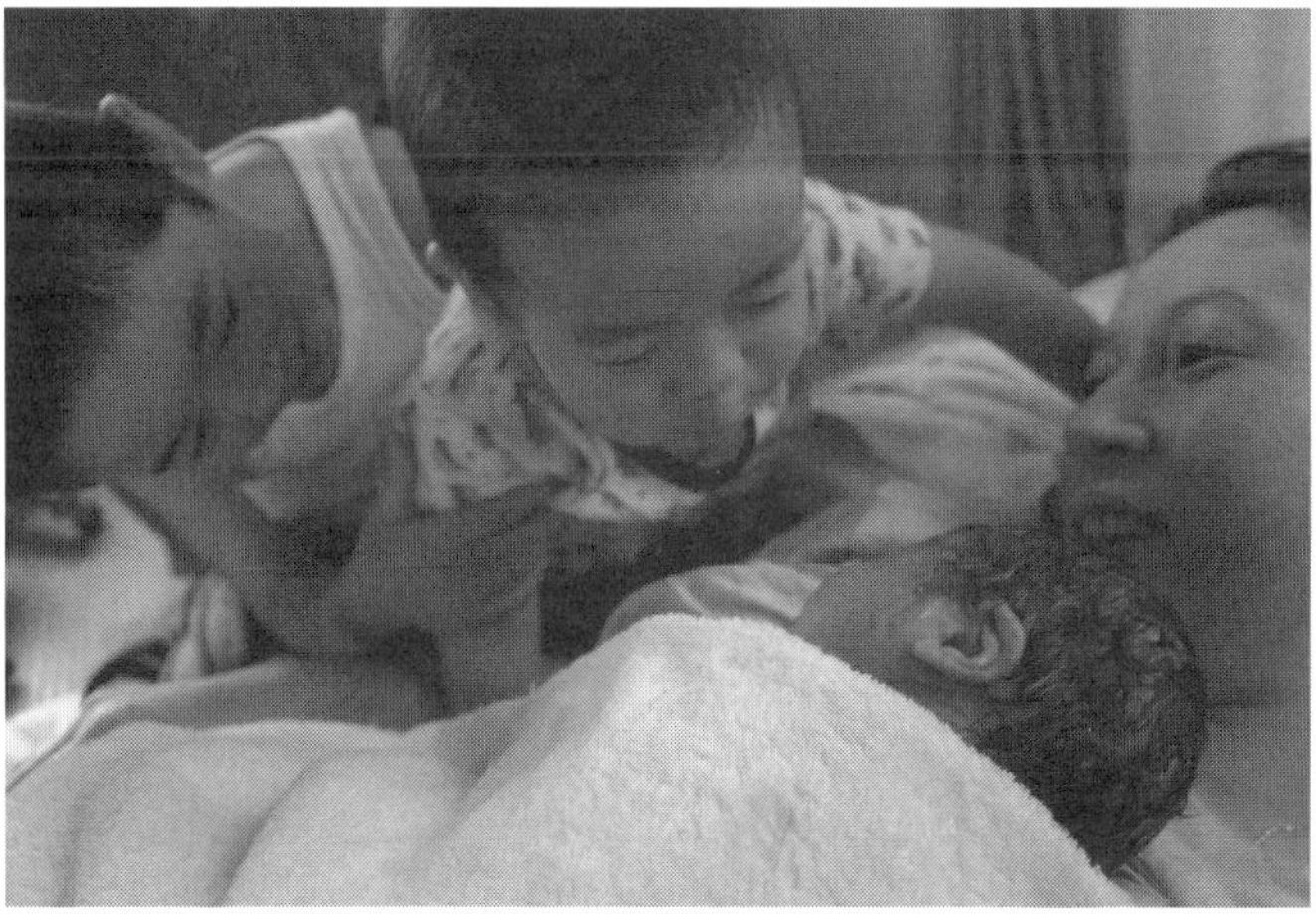

お兄ちゃんたちは、赤ちゃんに興味津々。

子どもたちとお産

お兄ちゃんたちが赤ちゃんの顔をのぞきこんで、興味津々ですよね（写真）。仕事でフランスにいた夫とスカイプでおしゃべりしながら、お産をしたのも思い出です。

矢島助産院では赤ちゃんが生まれる前から、上のお子さんたちにも一緒に来てもらって赤ちゃんのエコー画像を見てもらったり、心音が聞こえるようになったら一緒に聞いてもらったりします。子どもたちの素直な反応を受け入れることも、大事です。「子どもクラス」という学習会では、紙芝居や子ども向けの出産ビデオを見たり、赤ちゃん人形の抱っこ体験もしてもらいます。赤ちゃんの成長をお母さんと一緒に見守ることで、子どもたち自身が「自分もこうして生まれてきたんだ」、「自分たちと赤ちゃんはきょうだいなんだ」ということを、自然に受け入れていきます。

今、自分を動物と感じられる体験が、ほとんどありません。お母さんの出産に立ち会うことで、人間は赤ちゃんを産む動物なんだよ、これが子育ての始まりなんだよ、ということを体験として知ってほしい、と思います。大きくなったら、子どもたちはその経験を大切にしてくれると思っています。

おじいさんたちの涙

矢島助産院のある多摩地域では、土屋産婦人科の土屋清志先生との連携により、安心、安全で豊かなお産を支えることができています。一九九八年から「地域のお産を考える会」として、土屋先生を中心に地域の産婦人科のドクターたちと勉強会や、お酒を片手の親睦会を開いてきました。そのネットワークは地域医療連携システム「ハンズの会」として発展し、地域におけるお産の医療連携体制を築くことができています。毎月の学習会は今も続いていて、本当に感謝しています。

はじめにもお話ししましたが、今、日本中で、助産院のお産が大幅に減っています。たしかに、病院も必要です。でも、動物の本能として女性が出産することへのさまざまな気づきや、母となってゆく変化を感じ、家族とともに成長していく、そんなお産を共にサポートできる。そんな助産院のよさを伝えていくことが、これからいっそう大切になってくると思っています。地域でこそ、産科のドクターと、お産を扱う助産師との連携が広がり、深まっていくようにと、私もできる限り、フィーリング・バースのセミナーを全国で続けていきたいと思っています。

あるとき、国分寺市の高齢者向けの集会「生きがいの会」で、「つながる生命」というテーマでお話ししました。高度経済成長期で夫が家にいない、孤独な子育てのこともお話ししました。

話し終わったあと、参加された男性たちが駆け寄ってきて、涙を流し鼻水をすすりながら、思い思いに妻への気持ち、子育てにかかわらなかったことへの後悔を吐露されました。「申し訳なかった、妻の墓の前で謝りたい」という言葉もありました。

妻も夫も、家族みんなが後悔しない、出産、子育てを、どうしたら実現していけるのでしょうか。産む女性だけでなく、女性とともに歩む男性たちにも伝えるべきことがあることに、男性たちの涙から気づかされました。

帰りたい場所

子どもが生まれたあとも、地域でかかわっていきたいと思っています。

一九九四年から毎年、新春会を開いています。二〇一六年は二三八名が来てくれました。矢島助産院の「今」をずっとお伝えしたいという思いから、新聞も毎年発行しています。ここで出産して、今は地方や海外に暮らしている人にも新聞をお送りしています。

一九九七年には、男性助産師導入に反対の運動もしました。署名活動や各地をまわってのシンポジウム、議員会館で国会議員と勉強会を重ねました。官房長官室へ陳情にも行きました。結果、導入阻止に至りましたが、協議検討は続けられる、とされています。将来にわたって女性の性を守るために、法律で「助産師」となった今も、私は「助産婦」という名称で自分を呼びたいと思っています。この問題を知らない世代にも、伝えていきたいと思っています。

二〇〇四年に開設した「ファミリーサロン」も、私にとってとても大切な場所です。子育てがまだ苦しかったころ、同じ地域のお母さんが、子どもと一緒にマンションから飛び降りたという事件がありました。お二人とも、亡くなりました。すごくショックでした。こんなに近くに住んでいるのに、どうして助け合うことができなかったのか、と。一方で、私自身も追い詰められていましたから、いつ自分がそうなってもおかしくない、という思いもありました。

ですから妊娠中だけでなく産後、子育て中のあいだも、いつでも立ち寄り、支え合える場所をつくるのは、私の夢でした。

ファミリーサロンは、お母さんと子どもが孤立することなく過ごせるように、さまざまなサービスを実施しています。整体や鍼灸を受けてもらったり、ちょっと立ち寄ってランチしたり、お惣菜の販売もしています。

ずいぶん前に矢島助産院でお産をした方から、ある日突然「夫が電車に飛び込んで死んでしまった。お母さんにも言えない」と電話をもらったこともありました。

生きる、ということはさまざまなことがありますが、女性たちの「生きること」に、一緒にかかわって、「何かあったら矢島さんのところに電話したらいい」という存在になれたらいいのかな。

故郷ではないけれど、自分が本能のままに子どもを産んだあの場所に帰りたい、と思ってくれることがあれば、その思いは絶対に大切にしていきたい。お産だけにとどまらず、ずっとつながっていきたいと思っています。

姉がおしえてくれたこと

今日、私は「家で産む」というテーマをいただいてお話ししましたが、最後に、私の姉の死を紹介させてください。冒頭に少しお話ししましたが、私の三番目の姉は、がんで亡くなりました。

姉は肝臓がんの末期で、痛みに苦しんでいました。姉は、ペインクリニックのある病院へ行き、「私は肝臓がんの末期です。もう入院したくはありません。でも痛みがひどいので、どうしようもなくなりました。先生、痛みだけをとって私を家に帰してください」と訴えました。

担当の先生は、姉の希望をかなえてくれました。がんの痛みをとってから、姉は自宅療養に入りました。

四カ月と少しの療養を経て姉は亡くなりましたが、みんなに温かく見守られて日々を過ごしました。長女の結婚式に出席し、看護師をめざしていた次女には、自分の腕で点滴の練習をさせました。次女は今、助産師として働いています。

一二月下旬の往診のときは「先生、クリスマスパーティをしましょう」と言って、腹水で膨らんだおなかをさすって笑ったり、楽しいひとときを過ごしました。そして医師に、こう言いました。「人生の最後に、こんなに楽しい日々が送れるとは、夢にも思っていませんでした。先生に感謝します。約束して。こんな素晴らしい医療を、他の人にもしてください。絶対にやめないで」

それから一週間後、姉は亡くなりました。そのとき担当してくださった梅田信一郎医師はのちに開業して、末期がん患者の在宅医療を積極的に引き受けておられます。姉は、豊かな死というものがあることを、おしえてくれました。死に方は選べるということ、本人も、周りの人も満足する死の形があるということ。姉はそんなメッセージを残してくれたのです。

私はこれからも矢島助産院で、地域のお母さんたちの希望を受け入れながら、自宅分娩をもっともっと広めていきたいと思っています。助産師たちが手を組んで、自宅分娩ができるような、そういう地域をつくりたいと思っています。

生まれる、死ぬということは、こんなにも尊くて、積極的で、そして家族にとって幸せなこと。このことをお伝えすることを、私もずっと続けていきたいと思います。

Ⅱ 家で死ぬ、ということ

新田國夫

感動する死がある

矢島さんのお話、感動して聞いておりました。生まれるときと亡くなるときには、どちらも涙が出るんだな、と改めて思いました。

私は亡くなる姿をずっとみているわけですが、そのときは、とても悲しくなります。そして、本当の最期を迎えたあとは、感動の涙が出ます。今、矢島さんが生まれる姿の映像を見せてくれましたが、それを見て感動の涙が出ました。

私は一九九〇年、在宅医療のクリニックを国立で開業しました。もう二五年以上になります。在宅での看取りと、その後の処置をずっと行ってきたのが、当院の三上はつせ看護師長です。一〇〇〇名で数えるのをやめましたが、全員の死亡処置を彼女が担当しました。

死亡の処置は、家で、家族と一緒に行います。今は、葬儀屋さんを呼ぶことが多いですが、私のクリニックでは家族と一緒に、ご遺体を洗ってきれいにします。

ある男性の研修医が、こう言いました。「医者がやることって大したことじゃないんですね」と。彼は、三上の仕事に感動したのです。ここまでやれる看護師とは、すごい職業だな、と。今から看護師になろうかと思うくらいの感動だったそうです。

病院と出産

矢島さんから、生まれるときには感動の涙が流れる、という話がありました。病院出産の場合、そこまでの感動がなかったり、二度と産みたくないという思い、苦痛だけが残ってしまうこともあると聞きます。矢島さんはまた、感動と快感、とおっしゃいました。男にはない快感ですが、その感動があるから、もう一回産みたくなる、と。すごい話だな、と思って聞いておりました。

もしかすると、病院医療が感動させない出産を増やし、少子化をもたらした、とも言えるかもしれません。人口構造の問題、子育て環境の問題などと言われますが、その前に、病院出産ということに問題がある、と思います。

生かす医療だけを追求

私自身は「看取りの文化」というものを、二五年前から念頭においてきました。

私は一九四四年生まれですが、防空壕の中で生まれました。祖父と祖母は、私が幼いころに家で亡くなりました。私の父母は、病院で亡くなりました。一九六〇年代のことです。

私は、一九七九年に医者になりました。病院死が半数を超える時代です（図1）。医学部を卒業してすぐに救命救急センターに勤務しました。死は病院にあるものだ、と何の疑いもなく、医者をやっておりました。

私はもともと消化器がん専門の外科医です。がんの患者さんに、二〇〇〇キロカロリーくらいの高カロリー栄養（ＩＶＨ、中心静脈栄養法）を与えて、死ぬ直前まで生

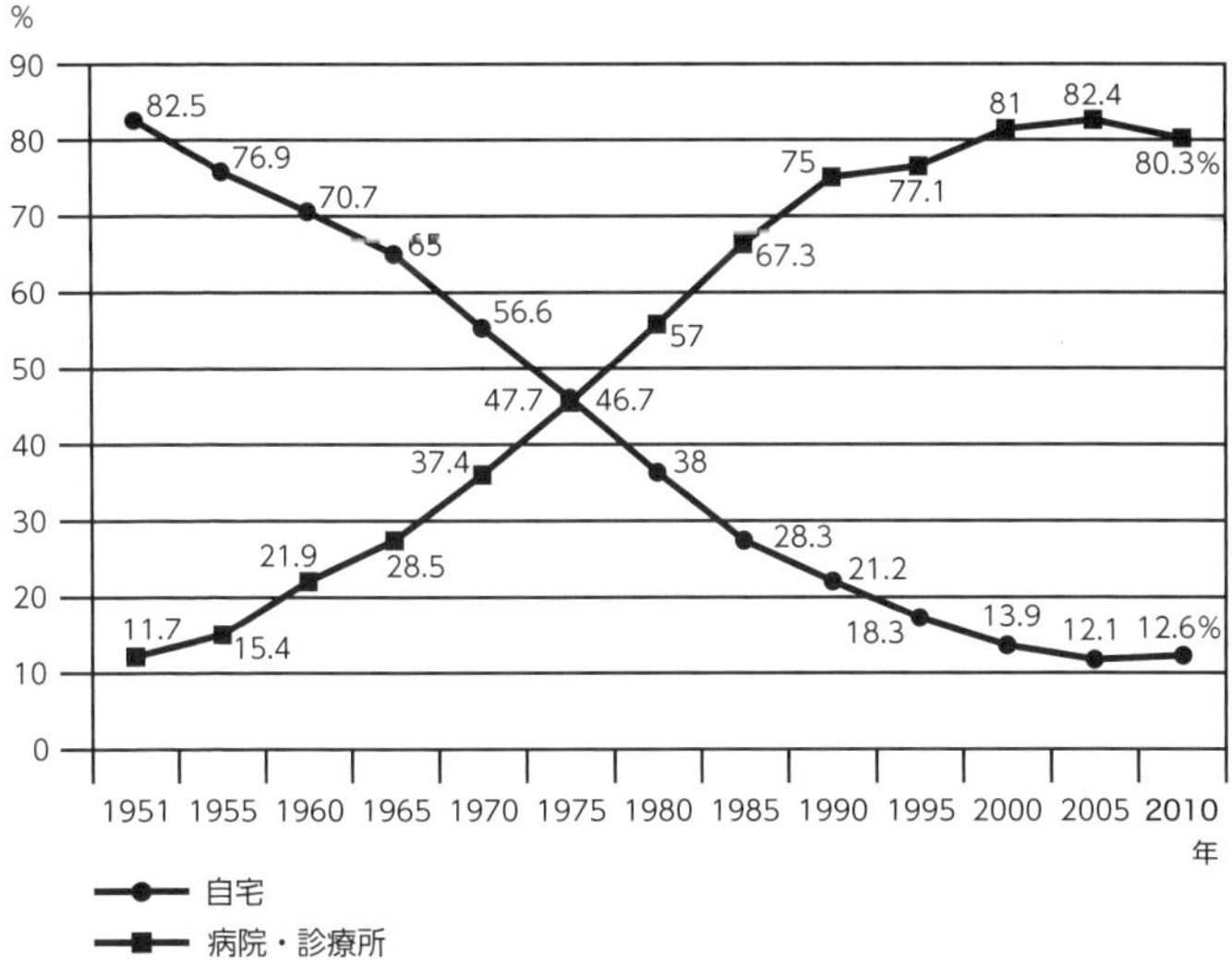

日本における死亡場所の推移　　厚生労働省「人口動態統計年報　主要統計表」より

1950年代は家で亡くなる人が約8割だった。2000年代に入り、病院死が8割を超えた。

図1　病院死、在宅死の変化

かす医療をやっておりました。そのような死とは、苦しくてどうしようもない死です。身体が受けつけないときに、水をいっぱい入れるわけですから。私たち医師は、生かす医療しか知らないわけです。

「病院で死にたくない」

外科部長を務めていた病院での経験をお話しします。

病室では普通、病室仲間ができます。しかし、死ぬ直前になると個室に移るのです。みなさん、そこに「行きたくない」というわけですね。あそこに行くと、とても苦痛で、最期のときにはみんな叫ぶ、という話が伝わっている。私たちは、静脈注射で、いかに叫びを殺すか、という医療をしていました。「叫びを殺すか」ですよ。

その中で、ある患者さんがいました。一九八八年くらいの話です。先ほどの、矢島さんのお姉さんと同じように、「病院で死にたくない」という末期がんの患者さんでした。そこで、患者さんを家に帰して、外来の看護師にお願いして、家で診ることになりました。病院のほかの人たちからは強く反対されましたが、「ご本人の希望ですから」ということで、そうしました。

その患者さんに「中心静脈栄養はどうしますか?」と聞くと、「一切の医療はいらない、すべてそのままでいい」と言われました。そして、本当に安らかに亡くなりました。私はそのときは、なぜ、こんなに安らかなのか、よくわかりませんでした。

次に、その方の病室友達が、「あの方みたいに死にたい」と言われました。ご本人の希望で、在宅に切り替えた二例目の方です。この方には結果的に、病院の医療と同じ高カロリー栄養を与えて、家に帰しました。すると、たいへん苦痛を訴えられて、「もう私は家にいたくない!」と言うくらいで、毎日、家に注射に通いました。この方は、苦痛の中で亡くなりました。

三例目の方が一例目の方と同じような方で、結局何もいらないと言われて、私たちも何もせず、安らかに亡くなりました。このときにもまだ、何が原因なのか、よくわかりませんでした。

これが、私の一九八八年から八九年にかけての思い出です。

医療への疑問

このころから、病院医療ってなんだろう、という疑問を持つようになりました。

私の知る外科的な「治療」をどれだけしても、みんなどんどん亡くなっていく。これを、このまま継続していいのだろうか、と考えて、在宅医療の道を選んだわけです。

私が開業した一九九〇年は、ちょうど病院死の数が七割を超したころでした（図1参照）。

当時の府中病院（現・東京都立多摩総合医療センター）や大学病院から、末期がんの人たちが自宅に帰ってきて、私のクリニックにやってきました。みなさん、一五〇〇から二〇〇〇キロカロリーくらいの高カロリー輸液を持って帰ってこられるのです。

私は「それはいりません。五〇〇以下でいい」と言っていました。当時、死にゆく人たちへの輸液が悪さをしていることを、確信するようになっておりました。輸液は、生きる人にとって必要なことですが、死を迎える人にとっては、害になることなのです。

しかしながら、家族が怒ります。「私の夫や妻を殺すのか？」と。それはそうですよね。栄養剤を打つのは常識ですから。「殺しに来たのか？」というようなことをずいぶん言われて、理解してもらうまでの闘いでした。それが九〇年代のことです。

みているだけでいい

最初のころは、当時の病院と同じ発想だったこともありました。病院では終末期に、心電図のモニタリングをします。病院とまったく同じモニターを、患者さんの家に持ち込みました。心電図反応が消えてなくなることを、人間の死と考えていたのです。

日赤の看護師が訪問看護を始めた時代で、訪問看護ステーションの方たちから、「先生、なんでこんな無駄なものをつけているんですか？　これじゃあうるさくて人も死ねないでしょ」と怒られました。「私たちは、手で手を持って看取るんです」と言われて、ほっとしたことを今でも覚えています。

そのあとは、心電図を置くのをやめました。何もない状況で、自然な死を迎えるようになりました。ただし、輸液の問題などがまだありましたから、心安らかに死ぬ、と言うにはまだまだ遠い時代でした。当時はＭＳコンチン（シオノギ製薬の経口モルヒネ）がやっと出てきた時代ですから、なかなか緩和医療もできませんでした。

それでも、シシリー・ソンダース（イギリスの医師・著述家。一九一八〜二〇〇五）の言葉、"Not doing, but being." をわからないながらに、感じていました。「何もするな、ただみているだけでいい」という意味ですね。

私は先ほども言いましたとおり外科医ですから、手を出したくてしかたがない。やりたくてしかたない「医療」をどんどん切って捨てて、捨てた結果、矢島さんが「ただ手を添えて、どこかに触っている」と言われましたが、"Not doing, but being."と同じことを、私たちもやっていたんだなと、だんだん気づくようになりました。

生死を忘れる時代

今、病院死が八〇パーセントを占めています（図1参照）。これはいったいどういうことなのでしょうか。

この病院死の時代は、私たちの存在をあっという間に消すのではないか、と私は思っています。

たとえば病院で死に、そのまま自宅に帰らないでセレモニーホールなどの葬儀所に行きます。その後、四十九日を終えると、近所で話題にすらならなくなります。

特に高齢者が多い時代になり、病院からそのまま葬儀所に行くと、家に帰ることがない。家族さえも実感が持てずに忘れてしまいます。先ほど矢島さんが言われた「生を大切にする」ということが、世の中からまったく忘れられていく。忘れられる時代、というわけです。

私は、生死という人間のもっとも重要な場を、人の手に戻したいと思っています。家で生まれてそして家で看取る。そうした姿を子どもたちに見せることで、生の大切さを次の世代へ伝えることができるのではないか、と思います。

病院のあり方も変わる

二〇三〇年になると、八五歳以上が死亡者の半数を占めると言われています。七五～八四歳が死亡年齢のピークとなる時代は、「七五歳以上」というくくりでよかった時代です。八五歳以上は少数派でしたから。しかし、二〇三〇年には、八五歳以上の死亡者が多数を占めるのです。

そのような時代に、どんな医療があるでしょうか。八五歳以上では、たとえば認知症が四分の一を占めます。がん治療が必要でしょうか。脳卒中になったとき、どんな治療があるでしょうか。

とすると、今から二〇年後の病院のあり方は、大きく変わるのではないか。病院に行かずに死を迎える人が増える、そんな時代が来るのではないか、という可能性を考えています。

看取りはプロセス

デンマークの福祉政策に高齢者福祉三原則というものがあります。

一つ目は「生活の継続性」。たとえベッドから起き上がれなくなっても、家族の会話があって、家事をする音が聞こえて食事を支度していることもわかる。調子のよい日には自ら体を動かすことができる。そうした生活を続けることが必要だということです。

二つ目は「自己決定」。今「終末期」という言葉は使われなくなり、「人生の最終段階」という言葉が使われ始めています。そこではこの「自己決定」が、非常に重要になってきます。家で暮らしたい、という当たり前の思いを周囲が尊重し、どんな場合においても決めるのは本人である、という考えです。

三つ目の「残存能力の活用」とは、最終的には本人に残っている能力を発揮しましょう、ということです。

病院は、あくまでも治療の場です。治すことが目的ですから、病院で亡くなるということは、どうしても敗北としか考えられません。一方、人が家で亡くなること、暮らしの中の延長にある死は、自然なことです。一九五〇年代に入るまでは、約八割の人が家で亡くなっていたわけです（図1参照）。

もちろん在宅でも治療をしますが、私たちは治療の限界を知っております。そして暮らしの中で、死を受け入れていく。このプロセスが、看取りなのだろうと思います。

家ってなんだろう？

二〇一六年一月、東京都民にアンケートをとりました。「人生の最終段階で、どのような医療を受けたいか」という質問に、「自分のやりたいことや、自分の生活を優先したい」と答えた人が約七割でした（図2）。自分の生活を犠牲にして医療を受けたくない、という人が多いことがわかりました。

人生最後の段階において、誰も、医療の結果で死にたいとは思いません。自分が最後にやりたいことをやって、死んでいきたい、という人が多数なのです。都民の意識は、病院で最期を迎えるというイメージから、このように変化してきているのです。同じアンケートで、家（自宅）で最期を迎えたい、という人が約四割と、もっとも多くなっています（図3）。

では、「家」とはいったいなんでしょうか。生活の匂いや音、人の気配がある。その人にとってなじみのある環境は、居心地がいい。それは、一人暮らしでも同じです。

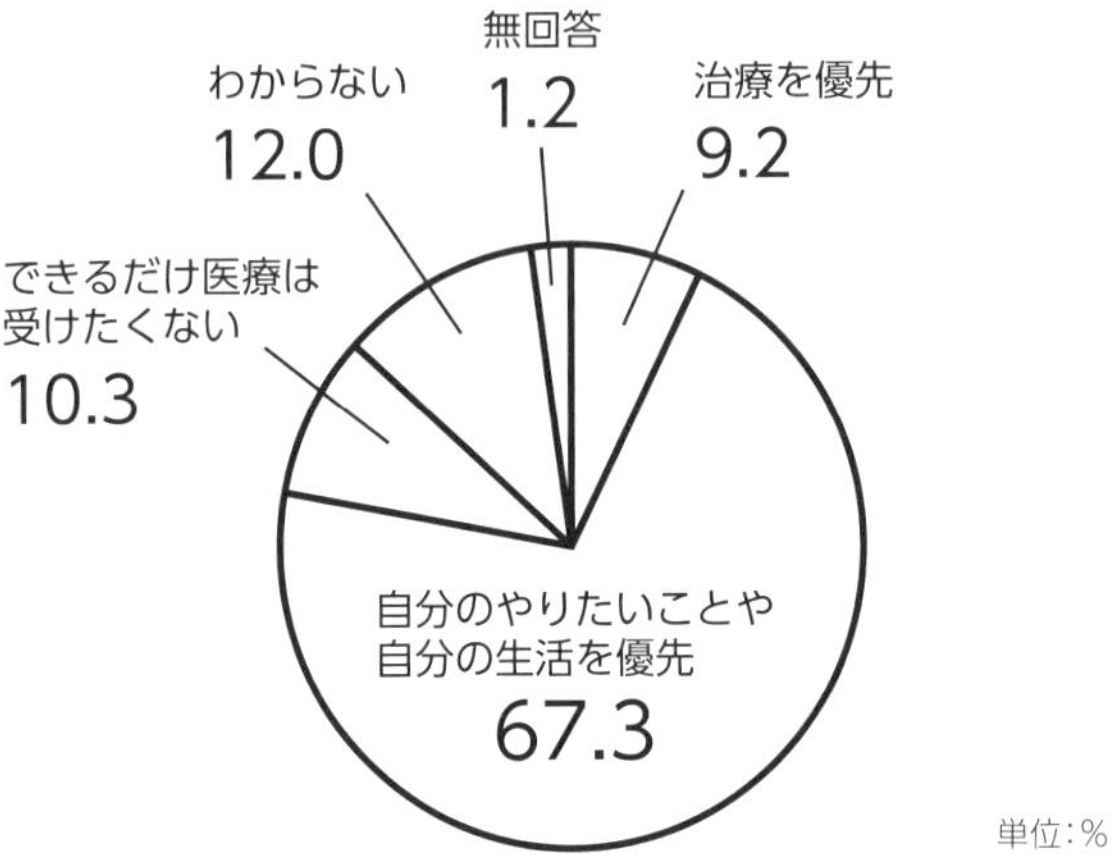

東京都 平成28年度第1回暮らしの場における看取り支援検討部会資料より

「自分のやりたいことや自分の生活を優先した医療を受けたい」人の割合が約67%といちばん高い。

図２　最終段階の医療に関する意向

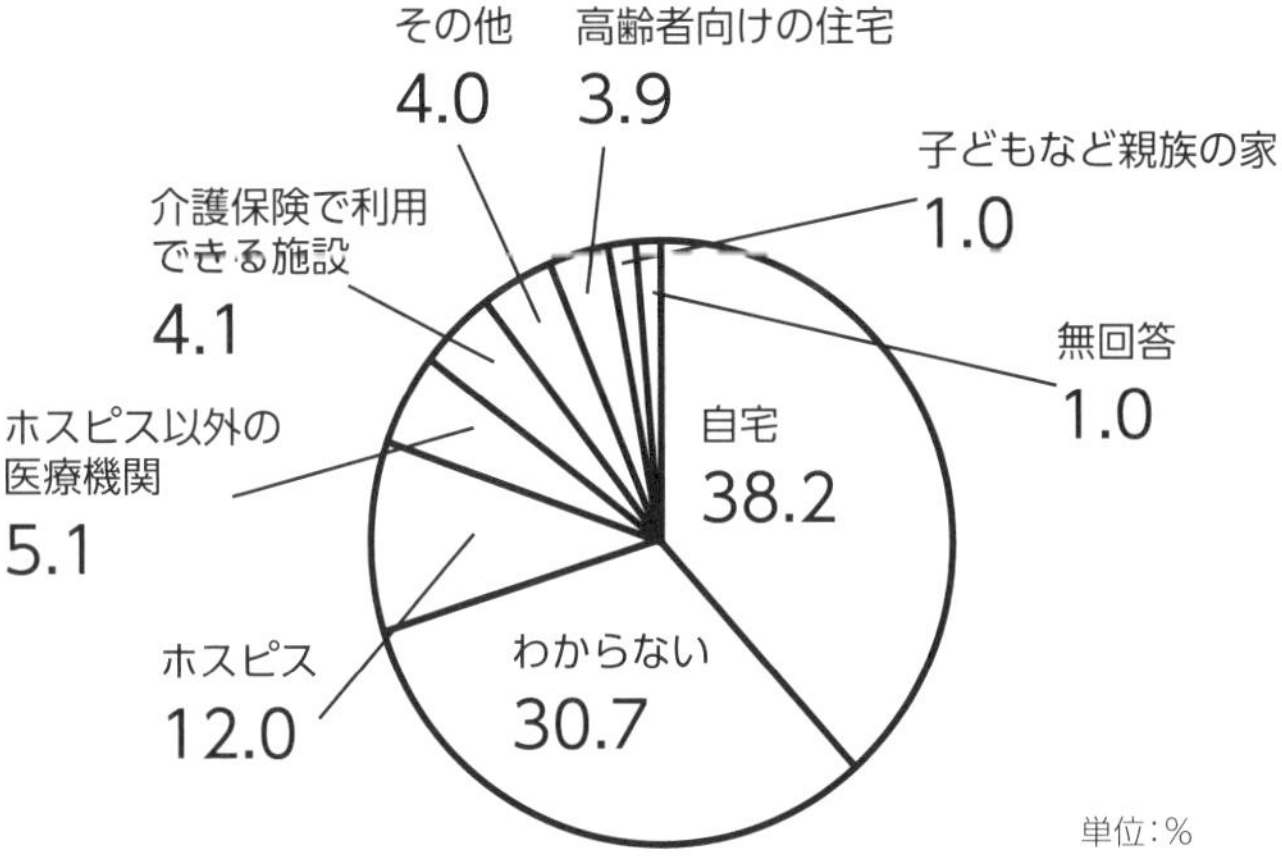

東京都 平成28年度第1回暮らしの場における看取り支援検討部会資料より

家で最期を迎えたい人がいちばん多い。

図３　最期を迎えたい場所

そういう場が、「家」なのだろうな、と思います。

つまり家とは、建物などのハードなものだけを意味するのではありません。わが街、そのわが街にある人と人のつながりも含めた生活の総体が、「家」だと言えるのではないでしょうか。

そこでは自分の持つ力が発揮できて、その自信が、本人の生活を支えます。そこにある医療は、病気を治す医療ではなく、生活を支える医療です。

生活を支える医療とは、その人の希望を支え、本人にとって最善のことを優先します。家族の意思も尊重します。地域に住みながら、生活習慣のスタイル、つまり、暮らしを支える、というわけなのです。

どんなふうに死にたいですか？

自分の望まない死を選ばない、ということも重要です。「どんな死に方をしたいですか？」と聞かれても、よくわからないという方が多いと思います。最期を迎えたい場所を問われても、「わからない」という回答が三割ありました（図3参照）。

しかし、「こんなふうにだけは死にたくない」という言い方は、できるのではないでしょうか。たとえば、一人で死にたくない人もいるでしょう。病院で死にたくない、あるいは、家では死にたくない、施設では死にたくない、という人もいるかもしれません。

自分で望まない死に方をしないために、長谷川敏彦氏（未来医療研究機構代表理事）が「五つの予防」ということを言っています。

一つに「介護予防」。なるべく要介護にならない。二つ目に「重症化予防」。介護が必要になったとしても、重病化しない、ということですね。三つ目に「施設化予防」。なるべく施設に入らずに、在宅医療の環境を整える。四つ目に「不要な入院の予防」。そして五つ目に「自分らしくない死の予防」ということで、最終的な自分の死の準備をしておく。これが、これからの高齢者には必要になってくる、という話です。

家族で話し合う

しかし、これは、非常に難しいことです。本人は、自分の死について心づもりがあったとしても、家族と話し合っていないのです。これも東京都のデータですが、死ぬときのことについてきちんと伝えている家族は、約三〇パーセントです（図4）。

現実には、なかなか話し合うことがない。ですからいざというときには、一瞬を争う流れの中で救急車を呼び、救急車の中で医療が行われ、望まない医療に引き継がれていくことになります。

そこには、自分の決定が入る余地がありません。そうしたケースは特に要介護4から5の、特別養護老人ホーム（特養＝介護老人福祉施設。介護保険で「要介護」認定を受けた高齢者のための施設）入所の方に多くあります。家族から距離の遠い人、家で生活することができなくなった人ほど、家族は最終的に医療を欲求します。家族と距離が近い場合は、家族が本人の意思をかなえようとします。ですから、特養にいる

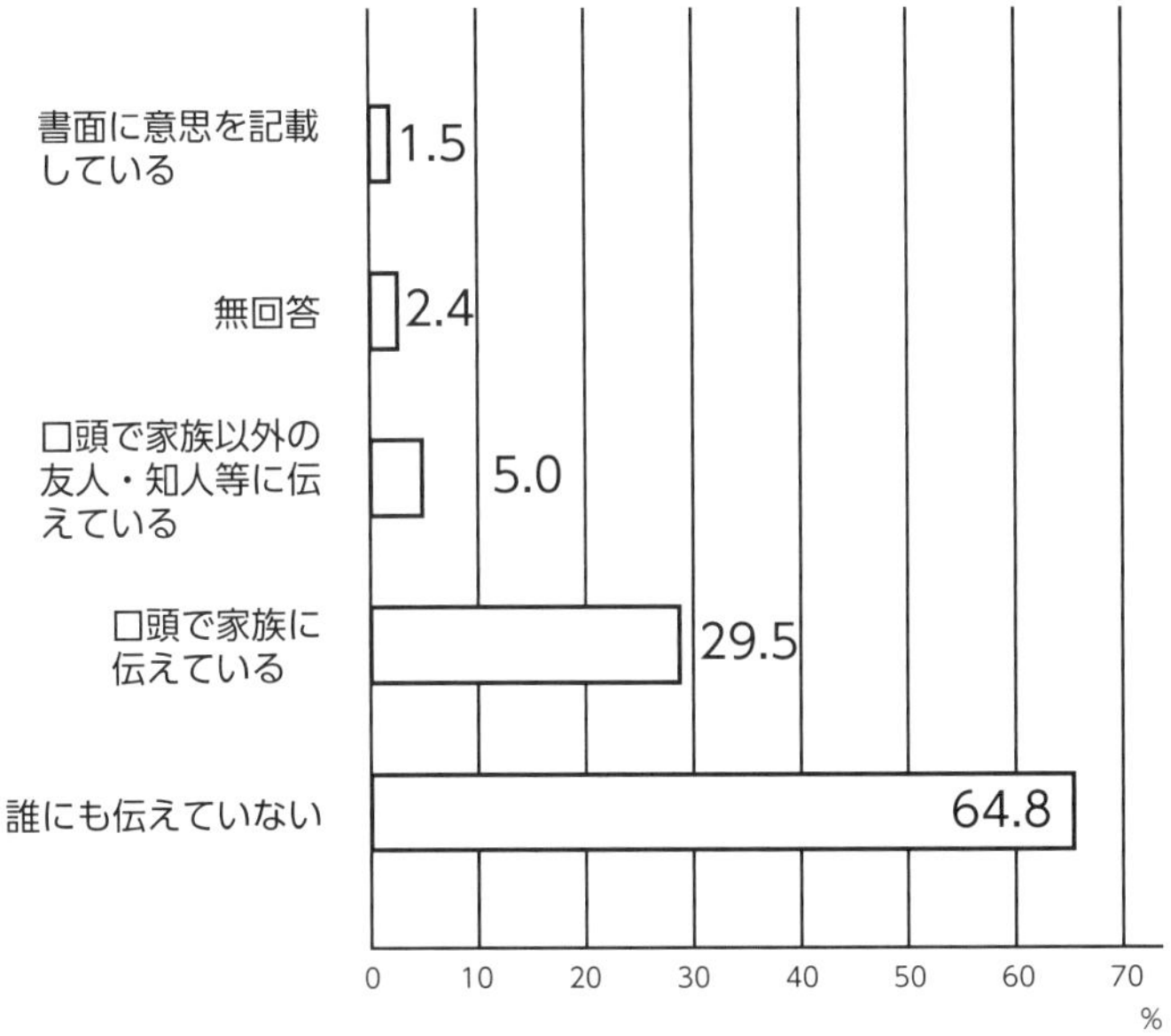

東京都 平成28年度第1回暮らしの場における看取り支援検討部会資料より

最期について口頭で伝えている家族は3割に満たない。

図４　意向伝達状況

人は、病院へ送られることが、とても多いのです。また最近は、施設長が判断して看取るケースも、増えてきています。

死ににくい世の中

人は必ず死ぬものです。ところが現代は、長生きするための技術だけが進歩して、死ににくい世の中になった、と言うこともできます。

二〇一五年に、私の妻が認知症になりました。九月のある日をきっかけに、歩けなくなって認知症になり、一カ月のあいだに認知症の症状が急速に進みました。正常圧水頭症という、幸いにして治癒可能な認知症でした。入院して手術を受けて、今は回復しています。

本人は、その間のことをまったく覚えていないそうなのですが、そのときに思いました。妻と私は、お互いに、いざという場合、どのような判断をするのか、話していなかったな、と。

そこで、私は妻に言いました。「今回は治療のために入院したけれども、それ以上の医療はやらないつもりだったし、何か起こっても、手術するつもりはなかった。どう思う?」と。妻も「それでよかった」ということで、結果としてよかったのですが、人はいつどうなるか、わからないものです。ひょっとしたら私も、今日帰る途中に交通事故にあうかもしれません。そして脳死状態になるかもしれません。もしものときのことは、家族で話し合っておくほうがいいと思います。

最期まで前向きに

私の友人について、お話しします。佐藤一夫さんは、二〇一五年四月に二期目の国立市長に当選しました。そのとき、すでに、肝臓にがんが転移していました。抗がん剤治療をしながら、講演や出張をこなしていました。

彼は死ぬ一週間前にも、講演を行いました。千葉県佐倉市で二日間にわたって行われた関東初の第六回平和首長会議に、体調不良をおして、車椅子で出席しました。このあとで話す佐藤有里さんが付き添いました。「平和・人権は普遍的な人類のテーマである。この壮大なテーマから逃避せず、未来に向け、挑戦する。……すべての市民が地域で幸せに暮らせるよう、市民の命を守り抜く決意である」と、彼は死ぬ一週間前に、多くの人々の前で語りました。

佐藤さんは講演に行く前、すでに肝転移による黄疸《おうだん》が少し出ていて、意識の状況も良いときと悪いときがありました。肝性脳症で、私はちょっと大変かな、と思っておりました。しかし「ぜひ行く」というご本人の意志がありました。

さすがにお疲れになったのか、講演から戻ってきたあと、ベッド上の生活になりました。そのあと、亡くなる前夜に、ご夫婦と息子さんご夫婦と、ご一緒しました。髭を最後に剃らせてもらって、意識がないかどうかは非常に微妙なところでしたが、気持ちよさそうでした。そして翌日の朝、亡くなりました。最後の最後まで、彼は生きることに向かっていたと思います。

最期まで豊かに

「老いがそれまでのわれわれの人生の哀れなパロディーでないようにするには、ただ一つの方法しかない、それはわれわれの人生に意義をあたえるような目的を追求しつづけることである、それは個人、共同体、公共福祉などへの献身でもよいし、社会的あるいは政治的な仕事、知的、創造的な仕事でもよい。……（中略）……われわれが、愛や友情や義憤や同情をとおして、他者たちの人生に価値をおくかぎり、人生は価値をもちつづける」。私の好きなボーヴォワール（シモーヌ・ド・ボーヴォワール。フランスの作家、哲学者。一九〇八〜一九八六）の言葉です。

ボーヴォワールは晩年、老いについてものすごく悩みました。自分のパートナーであるサルトルが、どんどん認知症になっていく。これはいったいどういうことなのだろう、と。その中で、右のような言葉を残しました。

今日矢島さんの話を聞いていて、改めて思いました。矢島さんは、いつも「ボケてしまって」とおっしゃるのですが、とても創造的で素晴らしい話をしてくれます。まさに「老いても創造する」を地でいっておられると思います。

今ご紹介した佐藤一夫さんも、人生の最後まで生きることに前向きだった方です。身体的衰退があっても、精神の衰えがない方でした。本当にすごいなと思います。私たちは最期のときまで人間的に、豊かに生きることができる。私も、そう思っております。

参考文献
シモーヌ・ド・ボーヴォワール、朝吹三吉訳『老い　下巻［新装版］』、人文書院、二〇一三年

Ⅲ　地域で育つ、ということ

佐藤有里

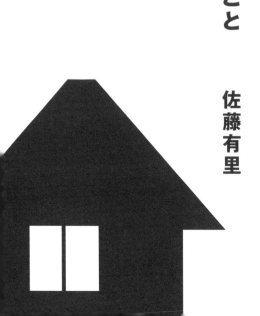

野外教育に出合う

私は、森のようちえんの代表と紹介していただきましたが、まだまだどっぷり子育て中の母です。一五年前、長女が生まれて、早く外で遊びたい！　子どもも自然の中にいると気持ちよさそう！　と感じてから、今日まで、人、自然、体験を大切に、地域の親子、妊婦さんをお誘いして、水、緑、土を満喫できる自然の中で活動してきました。

今は〇、一、二歳の子育てを応援する立場で、ＮＰＯ法人くにたち農園の会の仲間に入れていただき、「農が身近にある暮らし」を形にしながら、自然体験からの学びや楽しさをお伝えできればと日々活動しています。

矢島先生と新田先生のお話をお聞きして、主体的な生、生き抜く死、その間にある自然体験も、「自分の力で前向きに生きていく」ことにつながっていると思いました。今日は、家で生まれた五人の子どもたちの経験から、命のつながりを感じられるお話

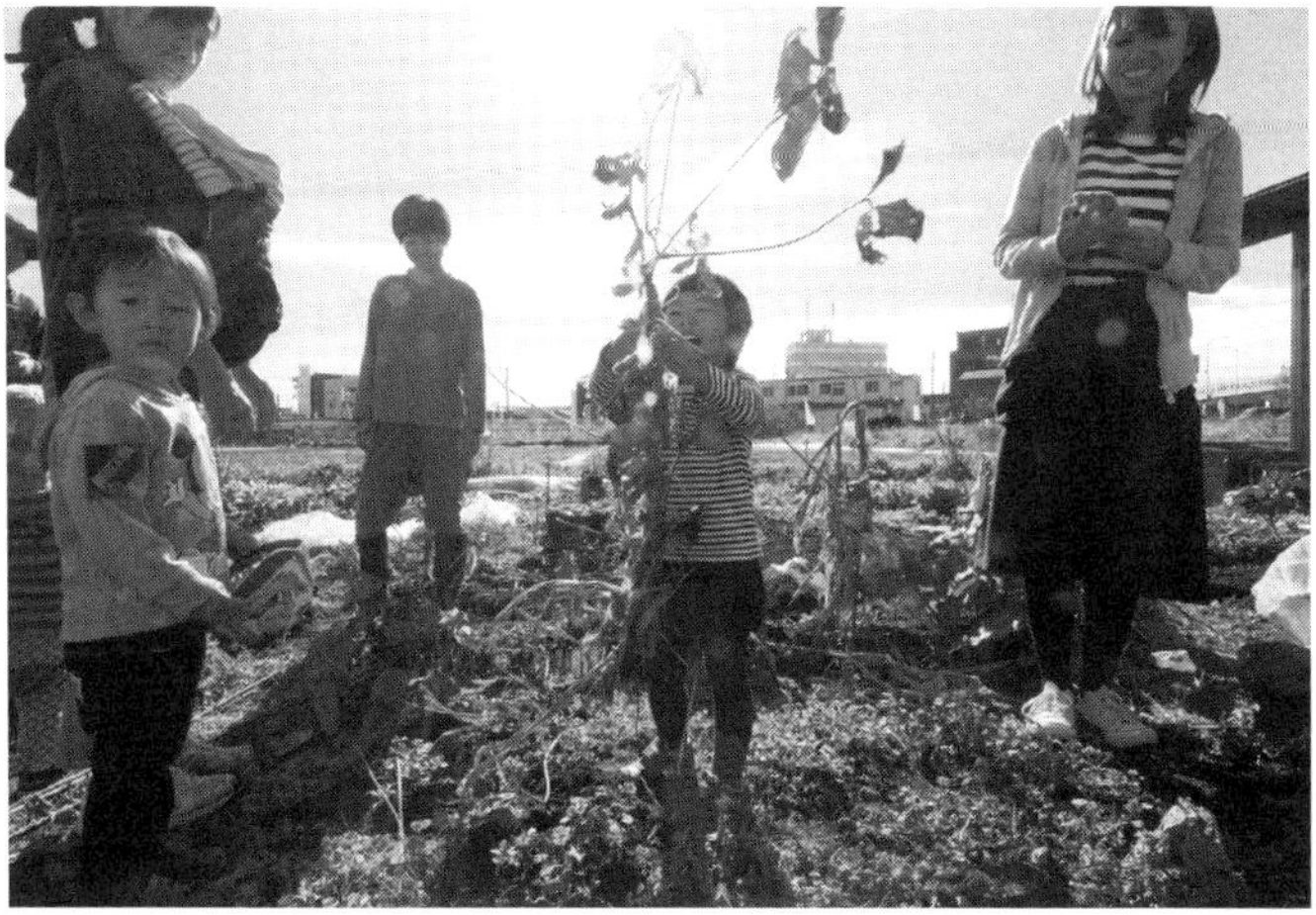

自然体験だけでなく、「農が身近にある暮らし」にふれて
もらうことも大切にしています。

森のようちえん　谷保のそらっこのようす

ができればと思います。

私は一九七四年に生まれ、千葉県の野田で育ちました。とんぼを追いかけたり、ザリガニを釣ったりして過ごした日々、一面に広がる田園風景は、私の心に刻まれています。父はかりんとう工場を営み、敷地内に、祖父母、親戚の家、平屋の社宅が数軒あり、小さな社会の暮らしがありました。私は、この自然と人の中で育てていただきました。

また、大きな影響を受けたのは、学生時代に出合った野外教育活動です。民間の野外教育団体が主催する幼児、小中学生を対象とした山登りやスキー、乗馬などの宿泊型キャンプ体験を通して、野外教育活動のお手伝いをしました。それが、今の活動の原点になっています。

二〇〇一年、結婚して東京都国立市に移り住みました。

二〇〇二年から二〇一一年まで五人の子どもを産みました。

妊娠と出産を繰り返し、この間、母乳も途切れなく与える日々でした。

五人の自宅出産

第一子の長女を、自宅で産みました。

妊娠八カ月のとき、マタニティスイミングに通いだし、そのときに出会った妊婦さんから矢島助産院をおしえてもらいました。直感で「家で産めるなんて素敵！」と思い、早速電話したところ、予約でいっぱいのため受け入れてもらえず、矢島さんから独立した現在のまんまる助産院を紹介していただきました。そのころ、妊娠に気づいたときに予約しないと、矢島助産院では産むことができなかったのです。

長女が生まれた日は、親戚も含めて、近所の方々がたくさん来ました。「生まれてすぐの赤ちゃんを見ることなんて、最近なかったわ」と言って、縁側から入ってきて、代わる代わる生まれたての長女を抱いてくれました。生まれたその日に来てくださった方は、全部で二三人だったね！　とその夜、夫と振り返ったように思います。

私が住む谷保《やほ》という地域は、国立の中でも昔ながらの農家や路地が残っていて、暮らしの中にも向こう三軒両隣の世界が今でも続き、穏やかで温かい方たちばかりです。そのため、子育て期の家庭は特に、近所の方々にも育てていただいている、と感じる方が多いのではないかと思います。そんな恵まれた環境もあり、長女が一歳くらいになると、「また産みたい」と思い、その繰り返しで、五人、生まれてしまいました。

二人目、次女のときは、二七週目に破水かもしれない、と救急病院に搬送されました。結局破水ではなかったのですが、大事をとって一週間入院しました。その間、一歳一〇カ月の長女を私の母に預けました。家庭のバランスが崩れるわけですから、家族や周りの方に大変な思いをさせてしまい、入院すると大変だなと実感しました。今まで以上に健康を意識するきっかけになりました。

結果的には無事に退院し、次女は三九週で自宅で生まれました。このときは、事前に助産師さんに「自分でとりあげたい」と伝えていたので、立ち膝の姿勢から下りてくる赤ちゃんを自分で抱えました。うれしさと快感と感動でした。

赤ちゃんの生命力

三番目の長男は、ゆっくりゆっくり下りてきたお産でした。生まれた後にわかったのですが、へその緒が二重にからまっていたようなのです。急に下りてこようとすると、へその緒で首がしまって息が苦しくなってしまうので、自分でゆっくり下りてきたんですね。赤ちゃんの生命力を感じる体験でした。長女と次女は、私の出産の様子を障子の向こう側で廊下を行ったり来たりしながら感じ、生まれたときは二人で興奮して、なぜか襖《ふすま》をビリビリ破っていました。

四番目の次男は一一月生まれで、寒い時期だったからか生後鼻づまりになり、私は何日か縦に抱っこして、座ったまま寝ました。普段なら苦になることも生命の誕生となると、へっちゃらで、どんなことにも立ち向かうことができる！　そんな体験でした。

次男のお産は夜中でした。当時六歳の長女から「赤ちゃんが生まれたら起こしてね」と言われていたので、次男が生まれる直前に長女を起こし、へその緒をはさみで切ってもらいました。長女は夢うつつだったようで、その記憶はないそうです。

五人目の三男のときは、四人の出産経験から、すぐには生まれないと思ったので、五分おきの陣痛が起きてからお風呂に入りました。陣痛のとき、お風呂に入ると痛みが少ないと聞いていたので、試してみたかったのです。そのとおりでした。お湯の温かい安心感に包まれて、痛みが和らぎました。痛みがあるはずなのに、気持ちいい感じと、赤ちゃんの下りてこようとする感覚を感じる余裕ができ、幸せな気持ちになりました。このまま産みたいと思いつつ、お風呂から上がって、布団の上で産みました。

当たり前の暮らしの中で

そんな五人の出産風景を、今でも一つ一つ、はっきりと覚えています。

そして今、中学生二人、小学生が三人になりました（二〇一七年九月現在）。

一〇キロ洗濯機が日に三回は動いていますし、みかんのダンボール一箱一〇キロ入りが一日でなくなってしまいます。家事に追われつつ、子どもたちがそれぞれ動き回って、活躍しています。毎日同じことにはならないし、ハプニングのない日はないですが、それらすべてが楽しくいとおしい日々です。

どうして自宅で出産したかったのか。いつもの日常の中で赤ちゃんが生まれることは、自然なこと、当たり前のこととして、私自身はとらえています。生まれてくる赤ちゃん、まだ小さい姉弟たち、そして私にとって、新しい家族が生まれるときに、自分の家にいられることは、すごく安心できることでした。

産後、私がすぐには動けなかったとしても、子どもたちが寄ってきてくれるだけで一緒にいられるし、それぞれがいつもの時間を過ごしながら、家族が家の中で落ち着いた時間を過ごせるのがよかったです。

そして五人目のときは、夫が半年間、育休をとりました。

二〇一一年三月の震災の直前だったので、震災のときに家族みんなが一緒にいられたことは、本当に心強く感じました。夫は育休の間、家族との時間を楽しむだけではなく、幼稚園や地域の子どもたちとも一緒に遊んだり、時には釣りに行ったりしていました。子どもたちにとっても、自分の父さんが「みんなの父さん」として共に時間を過ごしてくれたことは、心の成長につながっているのではないかなと思います。

助産師さんの知恵

助産師さんから、出産、子育てに大事な知恵を、たくさん学ばせていただきました。体を温めたり、食生活に気をつけたりして、心と体づくりの大切さを知りました。子どもたちは全員、西洋医学の薬知らずで、みんな元気に過ごしています。

我が家では、陰陽調和（体を冷やす食材と温める食材をバランスよくとる調理法）の食事や整体やヨガ、温灸などを取り入れてきました。

自然なお産にのぞむには、自分の心と体のバランスを整える必要があります。赤ちゃんにもリスクを少なくしてあげたいですし、それを心がけることで産む側の意識も高まります。無事に産むために自分のすべきことは何かと考え、丁寧な生活を実践することは、緊張の中にも、赤ちゃんのために努力する楽しさがあり、おなかにいるときから意思疎通を図ることができる感覚を生み出します。三人目までは整体やヨガにも通いましたが、四人目になると自分でヨガ、整体、温灸ができるようになり、自分の体の整え方がわかってきて、楽しみもいっそう広がっていったように思います。

我が家の子育て

我が家の子どもたちの名前には、「ありのままに生きていってほしい」という気持ちを込めて、「素」という字を付けました。子どもたちは、雑草のように育っています（笑）。管理された環境ではなく、太陽、雨、風、といった自然の変化の中で、自分の持つ力で自分らしく生きていく雑草のように育ってほしい、と思っています。

失敗の積み重ねから成功につなげていくこと、相手の気持ちに自分で気づくこと。

強さと優しさをあわせ持った子どもたちに育つことをイメージして、一歩一歩成長する日々の姿を見守りながら、言葉をかける。そんな親と子の距離感を大切にしています。

管理された環境では、遊びの発想や遊び方がどうしても限られてしまいます。我が家の放課後は、それぞれが友達を連れてくるので、いろんな学年が混ざり、その日の遊びが展開されています。メンバーも違えば、遊ぶ場所も違い、メンバーに合わせてルールを変化させていたり、自然の中での遊びを満喫していたりと、貴重な時間を過ごしています。友達のおかげで成長させてもらっているなあ、とつくづく思います。

親子の関係は、毎日試行錯誤が続きますが、一進一退のありのままが子育てなんだなと思います。

地域で育つ

〝地域で育ち合う〟ということも、子育ての中で大切にしていきたいことです。

我が家の子どもたちは、「隣のおばちゃん」にとってもお世話になりました。親戚でもないお隣に住む方です。私の夫も小さいころからお世話になりましたが、庭から、そのおばさんの家の勝手口に続いている扉があり、子どもたちは小さいころから「おばさーん」と呼んで開けてもらうと、家に上がらせてもらい、みかんを食べさせてもらったり、おしゃべりしたり、のんびりした時間を過ごしていました。私も、幼稚園のお迎えに行くときに、下の子を預かってもらったり、子育てのアドバイスをいただいたりしました。たくさん助けていただき、いつでも、どんなときでも受け入れてくれたおばさんの優しさを、子どもたちは存分に感じていたように思います。

ここ数年、働くお母さんも増え、施設に入るご高齢の方も多くなり、日中、地域に人が少なくなっています。そういうときだからこそ、子育て期や中高年期の方々が相互に助け合うことで、小さな生活課題が解決に至ることがたくさんあります。昔からあるこの地域のネットワークを、これからも大切にしていきたいです。

国立には町内会があり、谷保の地域には、子ども会もあります。

毎年九月、谷保天満宮のお祭りの時期になると、町内会の方たちと子どもたちも一緒に、お祭りの準備をします。集会所に夜な夜な集まって、万灯の花づくりを二週間かけて行ったり、提灯行列、こども神輿、万灯等、二日間のお祭りの中で、町内会の方と顔見知りになります。子どもも子育て期の親たちにとっても、地域で暮らしている実感を得ることができ、日々の安心につながっています。町内会の夏の盆踊り、お正月の餅つきは、地域の子どもたちも楽しみにしている行事です。

また、子ども会では毎月一回、リヤカーで資源回収をしています。地域の子どもと知り合い、学年の違う子どもや親とも顔が見える関係になることで、ちょっとした悩みを解決できたり、身近でなければ気づきにくい問題にも、早めに対応することができる素地になっているように思います。

このように、さまざまな年齢の人々、地域、家庭、学校がいつでも連携できるつながりがあることは、心強い地域だなと思います。

保育者も保護者も一緒に

我が家の子どもたちの幼児期は、緑に囲まれた環境の中で、「思いっきり遊べる元気な子」を保育目標とした幼児教室で過ごしました。幼稚園と同じように、月曜から金曜まで通うことができ、保育者と保護者が協力して、自主運営をしています。五〇年の歴史があり、三歳から五歳の園児四〇名前後が、四季を感じながらのびのび保育を受けています。

週に一度は、谷保天満宮や城山《じょうやま》などの国立の自然の中へ散歩に行きます。木の実を見つけて、その場で味わったり、小さな川の中に入って生き物を探したり、体で実感する体験がたくさんあります。けんかの仲裁も、謝り合うのではなく、お互いの気持ちを理解して、いろいろな考えを知り、少しずつ自分の言葉で伝えられるようになる過程を大切にしていただきました。

子どもを真ん中にして保護者も運営にかかわり、子育てしながらできることを、無理なく形にしている場所です。

「地域で育てる」という形が、地域のたくさんの場所に広がり、いろんな子どもたちが安心して成長する場所へつながっていくといいなあと思います。

おじいちゃんのこと

そして、先ほど新田先生もお話しくださいましたが、子どもたちにとってのおじいちゃん、私の義父が、二〇一六年、六九歳で亡くなりました。最期まで生き抜く姿を見せてくださった方でした。前向きに生きる姿を子どもたちに見せてくれました。

亡くなる一週間前にも、市長として、千葉県佐倉市で開かれた平和首長会議に出席しました。私も付き添う機会をいただきました。それまで義父の仕事にかかわることがまったくなかったので、最初で最後の同行でした。

足のむくみもあり、歩くことも、話すこともつらそうな状況でしたが、新田先生のお話にもありましたとおり、講演をやりきりました。今でもそのときの義父の声が、聞こえてくるようです。国立という地域を愛して、みんなのために生きたんだなと思います。

義父は二〇一五年にがんの手術をしました。術後も、自分のことはほぼ自分でしていました。新田先生をはじめ、大学病院の先生との信頼関係があり、病気と向き合って過ごしていたように思います。

在宅医療にも助けられました。お医者さんや看護師さんが本人の気持ちを聞いてくださると、隣で聞いている家族にも伝わります。たとえば仕事の時間を考慮して、点滴の時間を組むことができます。往診のとき、新田先生と看護師長さんは息の合ったやりとりで、安心感を与えてくださいました。お医者さんとの関係というより、人と人とのかかわりの中で安らぎさえ感じられたのは、家での出来事だったからかもしれません。

私としても、本人の生き方を尊重すること、必要とされることを支えることが、家族として本当のサポートにつながるという思いでおりました。義父は、検査の数値を受け止めて、食、運動、睡眠、仕事のバランスを自身で考え、実行に移していました。

義父が体調を崩してから約一年半の間、子どもたちは、食べられなくなり、歩けなくなり、話せなくなっていくおじいちゃんと一緒に過ごしました。だんだん弱くなっていくおじいちゃんをどういうふうに受け入れるのだろう、と思いをめぐらせたときもありましたが、新田先生が話してくださったとおり、子どもたちは自然な形で受け入れていたと思います。

一人一人の心の中まではわかりませんが、最期を迎えたとき、近くに来て、おじいちゃんの顔を見て、子どもたちなりに、さよならをしていたと感じました。それまで愛情いっぱいに育ててくれたおじいちゃんの存在は、一人一人の心の中に残っていくことでしょう。最期は静かに安らかに、本人の兄弟にも見守られて息を引き取りました。幸せな死というものを、家族に見せてくれました。

義父と過ごした豊かな時間

私としても、特に義父を看取るまでの一カ月は、生まれることと死んでいくことの共通点のようなものを、感じておりました。

新しい命が生まれることは、ワクワクして、楽しいことです。

一方、人を看取ることはたしかに悲しいことです。

でも、人生を終えようとする人とともに過ごす時間は、すごく豊かな時間でした。時が経つにつれて、だんだんサポートが必要になってくると、義父との距離が縮まっていきました。義父がこうしてほしい、という思いをくみ取って、形にしていく、そんな時間から、私自身がすごく学ばせてもらいました。

子どもたちは、寝たきりになった数日間にも、おじいちゃんに「アイス、買ってきて」と頼まれて何味のアイスがいいか聞いた後に、「僕の分も買ってくるよ」と言って一緒に食べていたり、折り紙で飾りを作って、ベッドから見えるところに飾ったりしていました。そんな日常がありました。

限界まで仕事をしていた姿、威勢のいい振る舞い、何気ない優しい言葉をかけてくれたおじいちゃんの死は、寂しさだけでなく、「前向きに生きる」というメッセージとして、子どもたちに伝わったと思います。

生まれることも亡くなることも、日常の中にある。このことを子どもたちが体験することで、生きていく、ということの本能的な部分をしっかり感じとってくれたらいいなと思っています。

野性を失わず、ありのままに生きることを大切にしたい、と思って日々を過ごしてきました。うまくお伝えできたかどうかは心許ないですが、一人一人違うみなさんの日常の中で、考えるきっかけとなれば幸いです。

そして「地域で育つ」ということを、これからも形にしていけたらと思います。

Ⅳ

家で看取る、ということ

三砂ちづる

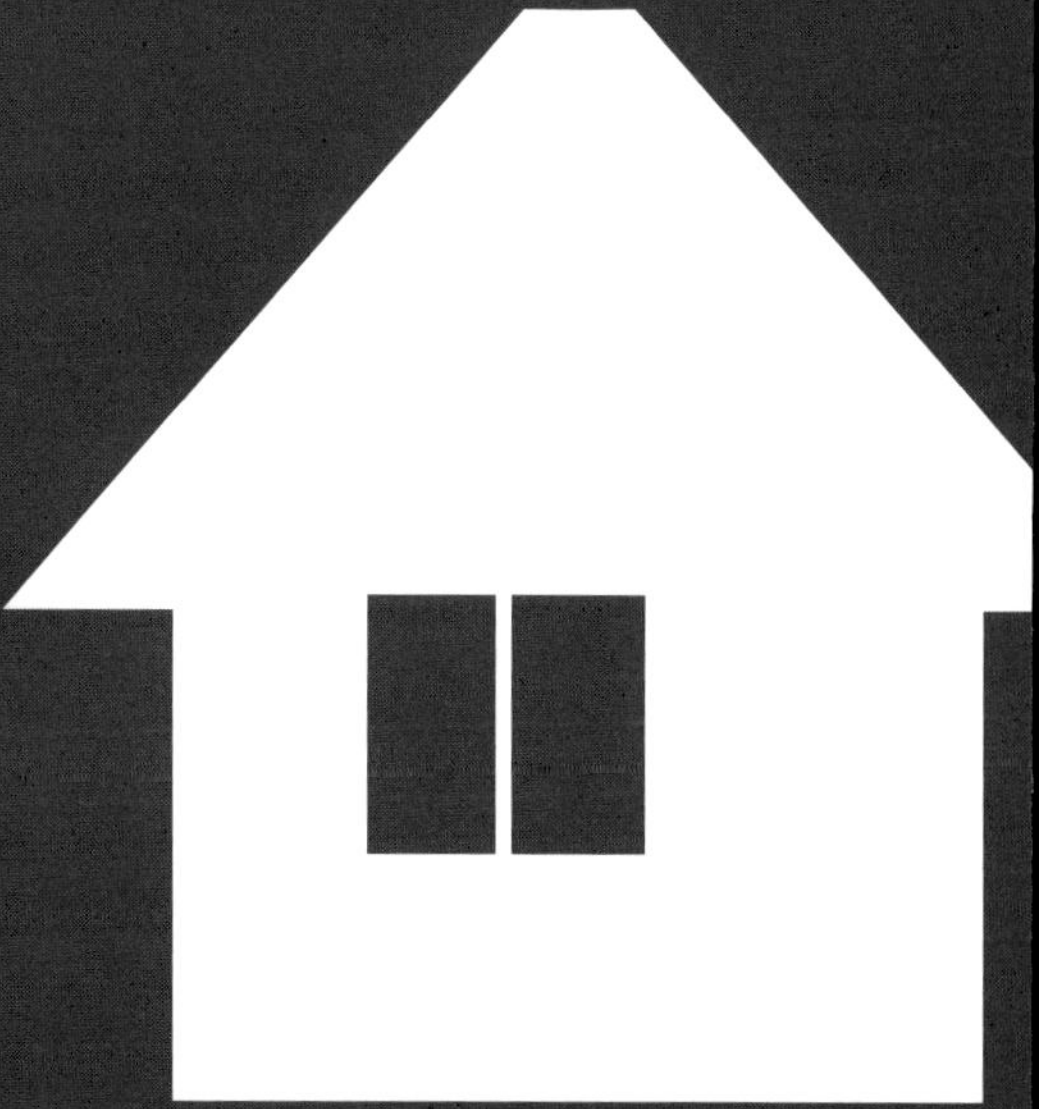

夫の打ち明け話

私の夫は二〇一五年六月二七日に、自宅で亡くなりました。六八歳、がんでした。彼が、がんだとわかったのは、亡くなる約二年前、二〇一三年四月です。

二〇〇九年、夫は脳動静脈奇形という脳出血を起こしました。脳動静脈奇形とは、脳の中の動脈と静脈が、くもの巣のように入り乱れている、胎児性の奇形だそうです。つまり、生まれたときから夫はこの奇形を持っていました。

夫は三〇代のとき、頭痛がひどかったので病院に行き、そのことを知らされました。ただ、知ったと言っても治療できるものではなく、破裂したら、そのときに手術するしかない、と言われたそうです。

実際に脳出血などを起こす方の何人かは、その奇形だったということがあるそうですが、夫の場合、たまたま自分の脳の奇形を知っていました。結婚するときに、そういう爆弾を抱えている、と私に話してくれて、脳出血で自分はいつ死ぬかもしれないし、後遺症も残るかもしれない、ということはいつも言っていました。

心の準備があった

夫のすごいところは、容態が急変するときは、私が一緒にいたり、親戚の家だったり、必ず誰かと一緒のときだということです。ご先祖様か何かに守られているのだろうなと思うほど、道ばたで倒れるとか、人のいないところで具合が悪くなるとかいうことが、ありませんでした。ですから夫が、私の見ていないところで死ぬはずがない、と思っていました。

二〇〇九年の朝もそのとおりで、私が隣で寝ているときに脳出血を起こしました。そのまま、当時の府中病院（現・東京都立多摩総合医療センター）に運ばれて、一七時間に及ぶ脳の手術をしました。その後、視野狭窄が少し残ったくらいで後遺症はほとんどなく、回復しました。

手術のとき、命も危ないと言われていましたから家族としては、がんで死ぬ六年前に、「言いたいことを全部言っておいてよ」というようなことを話したり、心の準備をしていた、と言えます。

その二年後、二〇一一年の大震災の直後、脳出血の後遺症として、てんかんが起こるようになりました。つまり、がんの診断がおりる前にすでにいろいろありましたから、私としても、覚悟ができていました。

二〇一三年、春の朝

脳出血の手術をしてから四年間、元気に暮らしたあとの、がんの発症でした。私たちは毎朝一緒にご飯を食べて、お茶を飲んでいたのですが、二〇一三年の春の朝、「首が腫れている」と夫が言うのです。私もよく見てさわってみると、腫れているというその首の右側が、たしかにふくれている。私は「ああ、これは腫れているね」と言って、夫は「今日はじゃあ、医者に行ってくるわ」と言いました。

気にはなりましたが、それまでに、死にかけるような容態やてんかんの発作もあったので、首が腫れているくらいで一緒に病院へ行くこともないだろう、と思って、私は仕事へ行きました。彼は最初、皮膚科に行きました。朝出かける前にそう言っていたので「違うだろう」と思ったのですが、見るなり医師に「お金いらないからすぐ耳鼻科に行ってください」と言われ、耳鼻科に行ったら耳鼻科の医師にも「すぐ大きな病院に行ってください」と言われたそうです。

首の腫れというのは、「がんの頸部リンパ節転移」であることが多い、と医師のあいだでは知られているそうですが、夫も私も、それを知るのは後のことでした。

ステージⅣ

夫は耳鼻科に紹介された多摩総合医療センターに行き、そこでステージⅣのがんである、という診断を受けます。原発部位は中咽頭のがんであり、首のリンパ節にも転移していることがわかりました。

がんの検診や治療に対して、私たち夫婦には迷いがまったくありませんでした。夫はメディカルトリビューンという医療新聞の編集者で、『患者よ、がんと闘うな』（文春文庫）という本で有名な近藤誠氏の、初期の編集者の一人でした。近藤氏を尊敬していた彼は、「がん検診を絶対に受けない」というポリシーを持ち、無駄な手術や抗がん剤治療はしたくない、と強く固く思っていました。がん検診で見つけたがんはがんじゃないかもしれない。早く見つけても心配するだけだから、早期発見早期治療には期待しない。がんは、自覚症状が出てから治療するのでよい。夫はそのように考えていました。

その方針がすべて正しいかについては、いろいろな議論があるとは思うのですが、本人はその考えに納得していましたし、私も、それでいいと思ってました。

けんちん汁と生ジュース

さらに本人は、いわば科学の子でした。昭和二二年生まれの団塊の世代です。科学的根拠のある医療だけを信じていました。

一方私は、矢島さんや佐藤さんが話された自然なお産に関する仕事をしてきたので、自然療法や食事療法を勧めてくださる方が山ほど周りにいました。「がんになったら食事の改善でしょう」とか「焼いた梅干の粉末を食べたほうがいい」とか「玄米の重湯がいい」とかいろいろなことをみなさん言ってくださり、ご親切に送ってくださったのですが、夫はそういうものを一切受け入れません。

妻としては、少しでも長く生きてほしい。いろんな方が提案してくださる中で、これは効果があるんじゃないか、と思えることはやっぱりやってあげたい、と思う。しかし夫は、あらゆる提案をすべて「いらない」と言いつづけました。

たとえば、私の友人が、根菜を食べてがんが消えた知人がいる、とおしえてくれて、れんこんやにんじんやごぼうを毎日煮ることにしました。夫も煮物は好きだったので、煮物やけんちん汁にして一生懸命出すのですが、「俺の母親が作ってくれたものはもっとうまいんだよな」と言って、食べないのです。

本当にかわいくないなと思ったんですけど、私が、治療を目的とした料理を出すことが気に入らないわけなんです。どうしても食べない。それで私がずっと根菜を食べることになります。家に根菜の常備食があるというのはなかなか便利なもので、今でもずっと続けています。

次に勧めていただいたのは、生ジュースでした。にんじんなどの野菜を生のままジュースにする。これも、別にやって悪いこととは思えないから、スロージューサーを買いました。にんじんや緑の野菜を入れてジュースにして飲むと、これがおいしいんです。小松菜でもほうれん草でもピーマンでも、スロージューサーで搾ってすぐ飲むと、おいしい。ただこれも、夫は「こんなものは俺はいらない」と言って飲みません。野菜ジュースは一切飲まないならまだいいのですが、伊藤園のジュースが好きだと言って伊藤園のジュースを自分で買ってきて飲むのです。私の作った野菜ジュースは飲まないのに。

とにかく、すべての民間療法といったものをまったく信じない人でした。

高額医療はしない

夫は、保険のきかない医療も絶対やりませんでした。医療新聞の編集者でしたから、医療システムについてはそれなりに勉強していて、「科学的根拠があるからこそ保険がきいている」、「保険のきかない医療は、医療として価値がない」という考えを持っていました。保険がきかない高額医療にも、一切手を出しませんでした。

このように夫の方針は、ものすごくはっきりしていたので、自分ががん検診を受けずにステージⅣでがんが見つかったことも、後悔していなかったと思います。がんの診断を受けた翌月、二週間くらい入院して、最低限の放射線と抗がん剤という1クールだけの治療をして腫れは少し治まりました。治療らしい治療は、結局このときだけだったと言えます。

夫は団塊の世代で、大学時代は緑のヘルメットをかぶり、社会人になってからも「社会派」であることをめざし、「自らを特別扱いするブルジョワジーには絶対なりたくない」と思っていました。つまり、病院の個室に入ったり、高額医療を受けたり、がん保険や生命保険に入ったり、産業資本主義にくみするようなお金は払いたくない。社会保険として認められているものだけ使って死にたい、というのが彼のポリシーでした。「医療保険と介護保険とを使って自分は死ぬ」と。そこまではっきりしていると、本当にすっきりとした看取りになりました、と今は、思うしかありません。

明確な方針のおかげで

本人も家族も、病気以外で苦しむ原因の一つに、「方針が決まらない」ことがあげられると思います。「もっといい治療があるんじゃないか」、「次はこれをやったら治るんじゃないか」と、どんどん期待をかけながら、状況が変わらないとやっぱり苦しい。あるいは本人と家族に方針の違いがあると、みんな苦しいと思うのです。

たとえば私自身が、がんは早期発見・早期治療だと信じていて、夫に突然ステージⅣのがんが見つかった、となったら、彼をすごくなじったと思います。「なんで早く検診に行かなかったの！」、「検診受けておけば見つかったのに！」と。

でも、私もそういうことを夫に言う気はありませんでした。正直に言えば、もっといろんな治療をしてほしかった気持ちはないわけではないけれど、手術も抗がん剤治療もしない、と本人が言うなら、それはそれでいいと思っていました。方針がぶれないことは、すごく幸せなことだったと思います。

「医療保険と介護保険の範疇でできることだけをする」という明確な方針は、ギリギリになったとき、私にとってとても支えでした。

話し合いと納得感

新田先生のお話にあったように、どんなふうに死にたいか、ということについて、夫婦で話し合っていたことは、よかったのかなと振り返ってみて思います。

いざというときの方針について、本人がぶれなかった。私は必ずしもすべてに賛成していたわけではなかったのですが、夫は基本的にわがままな人だったので、議論しても無駄、この人のことは全部受け入れる、という点で、私もぶれなかった。「私はもう主張しません。けんちん汁も生ジュースも、いらないならそれでいい」と。そういうことで、私たちの方針が決まっていたことは、今となっては、とてもよきことだったと思います。

家族の看取りを経験した者としてお勧めできることの一つは、いざというときにどうしたいのか、お互いよく話しておくこと。そして、その方針について納得するということが、大事だということです。

夫は、「家で死ぬ」ということに関しても、迷いがありませんでした。常々、「がんで死にたい」と言っていました。なぜかというと、がんは死期がわかるから、自分でいろいろな準備ができる、と。

多くの臨床医が「がんで死にたい」と言うことも、彼は知っていました。脳卒中や心筋梗塞のような後遺症はないし、がんは最期まで意識が明晰で、死ぬ準備ができる。だから、がんだとわかったとき、それは死に方としては悪いことではなかったのかもしれない。もちろんつらかったこともあったと思いますが、がんで死ぬ自分に納得していた、と思います。

妻が決めること

二〇一三年四月、近所の皮膚科と耳鼻科を経由して多摩総合医療センターに行き、ステージⅣのがんであるとわかったあと、入院する前に、夫はすでに新田クリニックの門を叩いていました。

我が家は新田クリニックから徒歩五分のところにあるんですね。あるとき、帰ってきて「今日、新田先生のところに行ってきたよ」と。「初めて会ってきたけど、俺はこの人、すごく好きだなあ」とも言っておりました。新田先生は早稲田大学の政経のご出身で、ちょっと政治的な話をしたらお互いに同じ匂いを感じて、なんだかうれしかったみたいです。

それから夫は、「新田先生に『私は家で死にたいです』って言ってきた。そうしたら新田先生から『それはあなたが決めるのではなくて、奥さんが決めることです』と言われた」と言いました。

その言葉を聞いて、そうかこの人が家で死ねるかどうかは、この人の問題じゃなくて私の問題なんだ。だったら、私は頑張ってみたい、と思いました。

延命とは？

夫はがん治療に関して、方針がはっきりしていたうえに、家で死にたい、ということも、はっきりしていました。となると、家族としてはこの人を家で死なせてあげるのがいちばんよきことだ、と結論することに、なんの疑いもありません。

とは言え、やはりいろんなことがありました。

「延命治療はしたくない。胃ろうはいやだ。高カロリー輸液もいらない。枯れるように死んでいきたい」と夫は言っていました。

私たちは夫が死ぬ前に、私の父と、夫の母を看取りました。最後の判断をするときには、父も義母も認知症が進み、こちらの言うことを理解できているかもわからず、口もきけず、ほぼ寝たきりの状態でしたから、夫と私は施設の助けもお借りして、延命治療をしないという選択をしました。

父は枯れてゆくように、義母は眠るように、死んでいく姿を見せてくれました。その体験がありましたので、無理な延命をしなければ楽に死ねる、ということを夫と私は知っていたわけです。

ところが、だんだん痛みが出てきたときに、こんなことがありました。オキシコンチンという経口の痛み止めはずっとのんでいたんですけれども、喉のがんなので、だんだん口から食べものを摂るのがつらくなってくるんですね。なかなか喉にものが通らない、飲むのもつらい、薬をのむのもつらくて、食べるのもだんだんつらくなってきて、亡くなる約二週間ほど前、胃ろうにしたい、と言い始めたんです。

身長一七五センチの夫は、そのころ体重が四〇キロ台になっていました。

もうちょっと元気だったころに、「がんの患者さんで胃ろうにして、けっこう元気に活躍される方もある。特に喉のがんで胃ろうにして、講演活動を続けた方もいるんですよ」と、新田先生がなんとなく話しておられたことを、夫は覚えていたのです。

夫は、その話にすがったのですね。そのとき、ただ一回きりのことでしたけれど、私と言い合いになりました。家族としては、「延命治療しない」方針で本人をサポートする、というつもりでやってきていましたから。私が「延命はしないんじゃなかったの」というようなことを言ったら、夫はものすごく怒りました。「俺はもう入院する」とか「家にいてもつらいだけだ」とか「お前は何もわかっていない」とか、このときの一度だけ、けんかになりました。

さまざまなオプション

こういうときにサポートしてくださるのが、訪問診療の医師と看護師さんです。新田先生と、三上看護師長が話してくださって、新田先生が夫に「胃ろうをするには体力がもたない。もう遅すぎます」とおっしゃいました。そして「ただ高カロリー輸液ならできる」とご提案くださいました。そうしたら口からものを入れなくてもよくなる、薬もパッチにできる、と。

夫もそれに納得しました。私としては、ここで納得したらいいのかどうか、そのときは本当に迷いました。新田先生は、私のそのときの複雑な顔をよく覚えていてくださっています。家族として、延命治療しないで死にたい、という本人の希望をかなえるつもりだったのに、これは延命なのではないか。ここで経管栄養にしたら、私は夫との約束を守っていないのではないかとか、葛藤はすごくありました。

でも結果的に、口からものを入れられなくなったあと、一日九〇〇ミリリットルの高カロリー輸液を入れたことによって、夫は最後の三週間、非常に穏やかに過ごすことができました。九〇〇ミリリットルというのは、延命には十分ではないのですけれど、生命を何日かもたせるには十分、という量だそうで、最終的には七〇〇ミリリットルになりました。

喉のがんなので、食べたり飲んだり、薬も口からのむのが最後はすごくつらかったのですが、経管栄養にしたことで、口からものを入れる苦しみがなくなったんですね。痛み止めもすべてパッチに変えて、薬ものまなくてよくなりました。

私はもともと薬剤師ですが、ペーパー薬剤師なので、パッチがどんな剤形になっているのかも知りませんでした。湿布薬みたいなものをイメージしていたのですが、二センチ四方くらいの小さなフィルムなんですね。そんなに小さいので、どこに貼っても邪魔にならない。薬剤業界の研究開発努力に感謝しました。

高カロリー輸液とパッチの痛み止めで、夫は非常に落ち着きました。私も、延命治療しないと言ってもいろいろなオプションがあるんだ、ということを知りました。

毎月の医療費

最後の三週間ほどは、点滴をしながら過ごしました。私が点滴を取り替えて、介護ベッドも新しいものにしました。一週間前に酸素も必要になり、酸素吸入器を持ってきてもらいました。

それらはすべて、医療保険と介護保険の範疇でできたことです。日本の医療保険、介護保険を批判する方はたくさんおいでになりますが、私は、日本の制度はここまで整っているんだ、ということを知ることになりました。

医療保険に関しては、高額療養費制度というものがあります。すごく高い医療費がかかったとしても、一カ月の限度額以上は支給される、という制度です。

私たち夫婦はこの仕組みを、夫が脳出血で入院したときに知りました。大手術をしたとお話ししましたが、ものすごくお金のかかる手術でした。

この制度はあとから払い戻しされると思っていたのですが、事前に役所に申請しておけば立て替えもしなくて済む、と友人がおしえてくれました。素晴らしい制度だと思います。収入によって限度額は違いますが、私たちの場合、月の医療費はだいたい五万円台でした。毎日のように訪問診療に来ていただいて、看護師さんに来ていただいても、それくらいでした。

医療の進歩に感動

介護保険のほうは、要介護の段階に応じて限度額が決まっていて、それ以上は使えません。最後の三週間までは、月の自己負担が三万円以内。最後の三週間は、新田先生に「二四時間誰かがいる体制にしてください」と言われて実費のヘルパーさんのお世話になりましたが、それ以外はその医療費と介護保険の自己負担分。八万くらいでした。

八万円は高いと言えば高いですけれど、それくらいのお金があれば、十分に尊厳を持って、家で看取ってもらえる仕組みができているわけです。これは、私にとっては感動するに十分なことでした。日本における医療保険と介護保険だけで、十分なクオリティの器具とサービスに囲まれて、亡くなることができました。

もっとも感動したのは、テイジンの酸素吸入装置でした。新田先生が「ちょっと息が苦しくなってきましたので酸素を補給しましょう。テイジンさんに持ってきてもらいますから」とおっしゃって、「テイジンさん」が来られることになりました。

「テイジンさん」とは、もとは化学繊維メーカーですが、今は医療機器事業でもその名を知られる会社です。新田先生が言われた日の午後には、テイジンの営業さんが酸素吸入の家庭用機械を持ってきてくださいました。小ぶりのスーツケースよりも小さいくらいの機械なんですね。そこから酸素が出てくるわけなんですけど、私が「あの、酸素ボンベはどこでしょうか。どうやって交換したらいいですか」と聞くと、「酸素ボンベはないんです。空気の中の酸素を集めてそれを患者さんに届けるようになっている機械です」とその営業さんはおっしゃいました。

私は一応医療関係者の端くれですが、病院はずいぶん前に辞めていますし、酸素ボンベがついた酸素吸入器しか見たことなかったので、たいへん驚きました。痛み止めパッチもしかり、医療の進歩には何度も感動することになります。

自筆でサインする

夫の死んだ日のことをお話しします。

夫は、がんで死ぬ三日前まで自分でトイレに行けた、という友人の話を持ち出して、「俺もそうだといいな」と、よく言っていました。

排泄のことは、人の尊厳にかかわる、とても大切なことです。

結局夫は、亡くなる最後のうんちまで、ベッドから一五歩のところにある家のトイレへ自分で歩いて行くことができました。最後のおしっこは、ベッドの横に置いてあったポータブルトイレでした。つまり、一度もおむつを使いませんでした。私は赤ちゃんのおむつなし育児の研究もしているので、「最後までおむつなしでいけたなんてすごい！」と思っています。

二〇一五年六月二七日の午前中は、夫の甥夫婦と姪が来ていました。二〇一四年に亡くなった義母の家を処分する相談をしていて、不動産会社の営業さんも同席していました。夫は書類にサインをすることになっていました。何枚もの書類にサインするのはむずかしかったのですが、私を代理人とする、という委任状のサインを一つだけ、自筆しました。不動産契約の話が終わると、甥と姪と一緒にいろいろ話をしました。

夫はもう食べることができませんでしたが、そういう状況も長く続いて慣れていたので、甥の好物のナスの天ぷらを山ほど揚げて、甥たちと昼食を一緒に食べました。夫も、それをニコニコしながら見ていて、ときどき会話にも入っていました。

まだ外出するつもりでいた

午後一時ごろ、甥夫婦と姪が帰りました。彼らは「おじさん、また来るね」と言って、夫も「またね」という感じで。それが今生の別れになるとは思っていなかったでしょう。弱ってはいても、頭ははっきりしていて、話もできていましたから。

午後二時過ぎ、おしっこをするというので、ベッド横のポータブルトイレに座らせました。体を起こして、座ることはできた。そして、私が支えて立ち上がらせようとしたら、立てない。白目をむき始めたので、これはまずい、と思いました。身長一七五センチ、体重は三〇キロ台になっていた夫をなんとかベッドの上に乗せ、息も苦しそうだったので新田クリニックに電話をして、新田先生に来ていただきました。痰が絡まって苦しそうだからと、一緒に来てくださった師長さんが痰を抜いてくださいました。そのときはまだよく反応していたのですけれども、やっぱりちょっと危ないかな、という感じがしました。

その日は、私が以前勤めていた職場の教え子の誕生日でした。その方の奥さんは津田塾大学の私の教え子で、つまり教え子同士が結婚したのですけど、彼の誕生日に奥さんがいないので、私と一緒に食事をすることになっていました。既婚の男性が妻のいないときに別の女性と食事をしてよいのかと思われるでしょうが、ご夫妻二人とも私の教え子なので、そういうときに食事をする相手としては、私は彼の母親の次にふさわしいというわけで、とにかく私はその日、五時前に出かける予定でいました。

夫はその日の夜中に亡くなるのですが、その当日であってもまだ、私は自分が外出してもいいんじゃないかと思えるくらい、夫が死ぬと思っていなかったわけです。

もちろん、一人にはできませんでしたので、ヘルパーさんに来てもらうことになっていました。

医師の言葉

その、「まだ出かけようとしていた」という自分の気持ちを思い出します。ただ、新田先生と師長さんが帰られて四時くらいになると、夫は私の呼びかけにあまり答えられなくなってきました。下顎《かがく》呼吸になり、呼吸するたびに下顎《したあご》が上がったり下がったりしていました。それが、最期の呼吸と言われていることは知っていました。

下顎呼吸が始まったので「ああこれはさすがに出かけられない」と思って、一緒に食事する予定だった教え子に電話をすると、彼は家に来てくれました。ほどなく彼の奥さんも来てくれて、その教え子夫妻が八時半くらいまで、一緒にいてくれました。

その間、夫はずっと下顎呼吸なのですけれど、すごく安定しているように見えて、私には彼が死ぬようには思えませんでした。私は教え子夫妻と普通に話をして、彼らは夫に「また来ますね」と声をかけて、帰っていきました。夫は、その声にはもう反応しませんでした。

教え子夫婦が帰って、九時半くらいに新田先生が寄ってくださいました。「今夜だと思います」とおっしゃって、輸液をはずしてくださった。それは、夫に水と栄養分を送っているただ一つの管でした。

「すごいなあ」と思ったのは、新田先生は私服で来て、輸液を抜いて、そのあと手も洗わないんですね。そして「夜中になったら連絡してください」と言って帰られた。どういうことかというと、死んだら連絡してください、ということなんですよね。

家族の時間

それは本当にすごい言葉です。病院の医師の仕事は、死にそうになったときに駆けつけて、死なないように処置をすることです。ですから「死んだら連絡してくださいね」というのは、さすがの訪問診療医の一言だと思います。

新田先生が来られた後、下顎呼吸をしている夫を、帰ってきた息子と一緒にずっと見ていました。息子が「これ、変な音してるよ」と言うので近づいてよく見ると、酸素吸入器の口から、シューシューという音が出ていました。酸素がもう体に入っていかなくて、外に流れ出ていたのです。「もう、かわいそうだから取ろうか」と長男に言って、酸素吸入器のチューブをはずしました。

それから一時間くらい、下顎呼吸がだんだんだんだん少なくなっていきました。そして本当に教科書どおり、私の腕の中で最後に二回、大きな呼吸をして、夫は息を引き取りました。夜の一一時五六分くらいでした。

新田先生に電話して「亡くなりました」とお伝えしたら、すぐに新田先生が来てくださって、「よくがんばりましたね」と声をかけていただきました。私はそこで初めて、涙が出ました。「明日の朝、クリニックが開いてから、師長が来ますから」と言って、新田先生はすぐお帰りになって、また私たちは家族だけで過ごしました。

夫の隣で眠る

私にも息子にも、こわい、というような感情はまったくありませんでした。私はその前年に義理の母を看取り、そのまた前の年に父を看取りました。二人とも施設で亡くなったのですが、施設からセレモニーホールへ搬送して葬式を行う、という方法をとりました。本当は連れて帰ってあげればよかったのだろうと思うのですが、亡くなった人を家に連れて帰ってくるのは、なんとなくこわいような気がしていたのです。正直なところ。

でも家で亡くなった夫はさっきまで生きていて、そのままリビングの介護ベッドにいる。「金ちゃん（夫の呼び名）、よくがんばったね」と亡くなった夫に声をかけて、私と長男はベッドの横に、布団を敷いて寝ました。

夜伽《よとぎ》というのは寝ずの番のことを言うのでしょうけれど、私たちは夫の隣で眠りました。それが、夜伽というにふさわしい、と思える夜でした。

朝起きて「金ちゃん、おはよう」と声をかけて、「いやあ、よくがんばったね」なんて話していたら、朝九時ごろ、クリニックが開いた直後に、師長さんが来てくださって、きれいに処置をしてくださいました。そこへ、弔問の方が来てくださっては、みんなで食べたり飲んだり笑ったりもしました。文字どおりの通夜です。そして、家から葬儀場へ行きました。

死に励まされる

私は出産について研究してきたので、矢島さんの助産院でもたくさんフィールドワークをさせていただきました。自然なお産をした人はもちろんすごく気持ちいいと言うのですけれど、自然なお産に付き合った助産師も、そばにいた家族も、ものすごい喜びと、励ましをもらえるんですね。そのハイな気持ちを共有できるので、助産師という仕事をやめられなくなる、と言います。

それと同じようなことが、自然な死にもあると言えないでしょうか。もちろん夫が亡くなったことは悲しいんですけど、私は励まされたのです。見事とも言える自然な死を見せてもらったことで、私も長男も、人間の死は決してこわいものではなくて、肯定的に受けとめ得るものなんだ、と。私自身がこのように、夫の死をとらえることができたのも、自然な死に付き合わせてもらったからでしょう。

死は悲しいものではありますけれども、人類が始まってから、人はずっと、人を見送ってきました。それが、つらいだけの経験であるはずがない。自然な死は、残った者を励ますようなプロセスを伴うものではなかったか。生きていくことにも死んでいくことにも、大きな希望がある。残っている者が励まされて、元気に生きていけるようなプロセスが、生にも死にもビルドインされているのではないか。そういうことを、私たちはほとんど忘れてしまっています。病院も必要なときは必要ですけれども、やはり自然に生まれて自然に死ぬということが、残っていく家族の結束を強め、残っている者を励ます。このプロセスについて、私たちはずいぶん長い間、忘れてしまっているのだ、と改めて感じました。世代として失っている経験を一人一人の経験の積み重ねから、取り戻していきたいものです。

私の夫の看取りの話はここまでにしたいと思います。どうもありがとうございました。

V ディスカッション

司会　亡くなることも生まれることも、生活の一部であるはずです。しかしながら今は生も死も医療の領域に傾いていて、そのために、幸せを感じることができにくくなっているのかなと、お聞きして思いました。生まれることと死ぬことが生活の中にあれば、私たちの中で生と死を身近に感じることができて、よりよく生きていくことができるのかもしれない。そのためのエッセンスをいただいたような気がいたしました。

では、パネルディスカッションを始めます。

助産院がない

質問　若い知り合いが矢島助産院で分娩しました。その後、山梨に引っ越して妊娠がわかったとき、自然分娩できる助産院を探したけれど、その地域にはなかった。それで、市立病院に行かざるをえなかったそうです。そのように助産院で自然分娩を望む方が多いにもかかわらず、なぜ日本では助産院がどんどん減ってきたのか。なぜこれからもっと増えていくような施策をとれないのでしょうか。在宅医療については新田先生らが広げてきた経緯がありますが、助産院における自然分娩の現状と未来について、聞かせていただきたいのですが。

矢島　私はお話ししましたように、自分で自宅出産を経験して、「これこそ本来のお産だ」と気づいて開業し、周囲にお伝えすることも続けてきました。にもかかわらず、理解者が増えていく方向にはなかなかいきません。私もなぜなのだろう、と思っております。

はっきりとしたお答えにはなりませんが……多くの人が医療介入を当たり前のように感じて、受け入れていることが、あげられると思います。死ぬことにも生まれることにも、医療は絶対に必要だと、ほとんどの人が思い込んでいます。ですから女性が「家で産みたい」と思っても、家族に話すと「そんな危険なこと！」と言われてしまいます。この五〇年の間に、私たちは教育の場や生活の場で、「医療介入があって当たり前」と刷り込まれてきたのではないでしょうか。

佐藤　私たちは自然なお産ができる、ということを、もっと知ってもらうことが、まずは第一歩なのかなと思います。

私の周りには、自然なお産をしている方が多くいます。そして自然にお産した家族は、子どもがたくさんいるように思います。なので、自宅や助産院、病院で生まれた事例を研究していただいて、その後の子育てにどのような差があるかがわかれば、行政とつながって、形にしていくこともできるのかな、と思っています。

魚は水が見えない

三砂　元WHO（世界保健機関）のヨーロッパ支局母子保健部長だったマースデン・ワグナー（一九三〇～二〇一四）が、“Fish can't see water（魚は水が見えない）”という論文を書いています。先ほど矢島さんがおっしゃったこととほとんど同じなのですが、水の中を泳いでいる魚は、水を意識することはできない。お産にとっての産科医療が、魚にとっての水であるかのように、意識できないくらい当たり前のことになっていて、医療のないお産を想像すらできない、という内容の論文です。

ただ、その産科医療が始まってから、つまり近代医療がお産に介入し始めてから、一〇〇年も経っていませんし、日本においては五〇年ほどしか経っていないかもしれない。それまでにも人間はずっと子どもを産んできました。もちろん危ないこともあったでしょうが、ここまで人間が続いてきて、途絶えなかった、という事実について考えることも大切だと思います。

助産婦という職業は、人類最古の職業と言われる「産婆」の末裔です。産婆は、村でもっとも経験のある女性たちで、お産の手伝いをしていました。助産婦はその末裔であると同時に、近代医療の職種でもあります。

一方、産科医という職業は、そんなに古くないわけです。そして医療の目から見ると、お産はリスクにしか見えません。

一歩先の発想

三砂　近代医療――外科や抗生物質をはじめとするさまざまな医療介入――によって、私たちは自らの命を永らえてきました。近代医療の目標は、死ぬことを避けることと、痛みをできるだけ減らすことです。なるべく死なないように、痛みがないように、という方向をめざすと、お産の場合はどうしても一歩先、一歩先に医療介入して、危ないことを予防しようという発想になってしまう。それが医療の発想なのです。

さらには科学的根拠がないことも、やってしまいます。医療介入をせめて科学的根拠のあるものだけにしよう、という動きはここ三〇年くらいの間にたくさんありますが、不必要な医療介入もまだたくさんあります。でもそれは、死と痛みをできるだけ避けたい、という医療パラダイムの中では、避けようのないことだと思うのです。

助産婦は近代医療の職種とはいえ、昔の産婆の末裔です。医療が始まる前から人間には産む力があって、赤ちゃんには生まれてくる力があるということを知っている人たちです。助産婦は、一歩先の医療介入に歯止めをかけることができる可能性があるのです。

助産婦のいる場所では、いないところに比べてお産に対しての不必要な医療介入が少なくなる傾向があり、バランスがとれていく。助産婦のいる日本やヨーロッパがこの型でした。

一方、南北アメリカ大陸には伝統的に産婆がいませんでした。もちろん新大陸なので、大陸から渡ってきた人や、先住民にはいたと思いますけれども、新大陸では産婆は「魔女」として排斥され、近代医療の職種としてアップグレードされることがありませんでした。そして、お産はすべて病院で扱われることになりました。アメリカがその典型です。

開業助産婦がやることは、マッサージしたりアロマを焚《た》いたり、音楽を流したり……いかにも魔女的で（笑）、そうしたことを医療の敵とみなした近代医療職の人々の考えも、まあわからないでもありません。

ともあれアメリカは産婆的なことをすべて排除して、医療だけのお産にしたので、医療介入大国になっていきました。

ドイツ医療だった日本

三砂　戦後、私たちが戦争に負けてＧＨＱが日本にやってきたとき、アメリカの産婦人科医が日本の病院で、「全員会陰切開しないと生まれない」と言ったそうです。一九四五年のアメリカは、すでに産科医の主導するお産でした。全員に会陰切開していたのです。もちろん科学的には全員に必要なはずがありません。

敗戦当時、アメリカの産科医に「全員、会陰切開する」と言われたとき、日本の産科医は「いやいや、日本ではなるべく切開しないで産ませるんだ」と言ったそうです。日本はもともとドイツから医療を学んでいました。ドイツ医療では助産婦の働きもあり、お産はできるだけ自然に、医者はなるべく手を出さないように、という流れだったらしい。ですから戦前、ドイツ医療の教育を受けていた医者は、全例に会陰切開はしませんでした。帝王切開も、一例やると、レポートをたくさん提出しなければならなかったそうです。

このように日本の医者は、「できるだけ自然なお産をさせよう」という意識を持っていました。GHQの医者に、日本の助産婦は会陰切開しないで産ませる技術があると言って、助産婦の介助の様子を見せたら、アメリカの医者はびっくりしたという話が残っています。

けれども戦後、日本の産科医の多くはアメリカに留学します。彼らは帰国後、医療界で要職に就いていきました。

私たちは、留学先で学んできたことが、すべていいことのように思いがちです。アメリカに留学した医師たちは、助産婦がいない地域の、すべての妊婦に会陰切開するようなお産を、もっとも進んだお産だと思いました。それを日本に持ち帰って、日本の病院で実践してきたのです。

つまり日本の産科医療が歩んできたこの五〇年は、助産婦のいないアメリカのお産を、ひたすら真似してきた五〇年だった、と言えます。それは、世界に誇る日本の助産婦という職業を、ある意味、強い言葉で言えば無視しようとしてきた五〇年だったとも言えるかもしれない。

一パーセントの奇跡

三砂　しかし、開業助産婦による出産が少ないと言っても、まだ一パーセント残っています。ゼロになっていないことが、日本のすごいところです。ヨーロッパのほかの国にも、日本のような助産婦はもう残っていません。日本に一パーセント、残っていることが奇跡なのだと思っています。少なくてもなんとか残ってもらいたい。

助産院は戦後何度目かの危機にあります。今は、全員、周産期センター（出産前後の母子に高度医療を行う二四時間体制の緊急医療施設）でお産させればいい、という方向に行きつつある。日本でいちばん開業助産婦の多い多摩地区から、小さな革命ですね、と思っております。

矢島　本当に同感です。今、お産を変えなければ日本はダメになる、そのくらいの思いでおります。

話は少しそれますが、私は自分を縄文式の人間、と呼んでいます。いつも笑われるのですが、小さいときから鏃《やじり》に興味があって見つけては拾い、もう五〇個くらい持っています。家が農家でしたから、畑から土器や鏃がたくさん出たのです。

産むことや、生きて死ぬということは、縄文の世界にもあったことです。特にお産の現場にいるとき、縄文時代とつながるようなイメージを、いつも持っていました。人間も動物です。猿と同じ先祖がいて、先祖がいのちをつないできたから今の私たちがあるわけです。そうしたつながりをいつも感じて、私は生きてきたように思います。そうした本能と言いますか、人の本来あるべき姿を残していかなくてはならない、と私は思っております。

女性自身が知らない

会場　厚生労働行政が、今お話に出たような政策判断をしたわけではないと思います。三砂さんがおっしゃったように、アメリカ医療の影響が非常に大きかった。それは、行政というよりは日本の医療界での力関係だと思います。また、自然分娩に関しては保険診療の枠外ということで、行政が日本の産科の方向性をリードするようなメカニズムにはなっていないと思います。

三砂　日本はお産が自由診療なんですね。私はそれが、良い意味でも悪い意味でも日本の医療とお産を特徴づけていると思います。

冒頭のご質問に戻りますと、日本で助産院のお産がなかなか広まらないのは、多くの女性が病院での出産を望んでいるからです。第一に、女性たち自身が、医療機関でなければ産めないと思っています。さらにはフランス料理を出してくれるような病院こそがいい病院だと、女性たちが思っています。助産院での自然なお産がどういうものか、女性たち自身が知らない、という状況があります。

女性の口コミが大事

三砂　自由診療と言いましたが、お産はある意味フリーマーケット（自由市場）です。女性たちがこぞって行けば、そこは人気の場所になるわけです。女性たちが選べるようになっている今、女性たちの多くが大きな病院に行く。それは、女性たちが知らないからです。

繰り返しますが日本は自由診療ですから、厚生労働行政の方針がどうあろうと、産科医療界がなんと言おうと、女性たちが「助産院で産みたい」と言えば、助産院は残っていくでしょう。ヨーロッパはほとんど公的なシステムになっていますから、女性は自分で産む場所をほとんど選べません。でも、日本では選べるのです。

私は、この一〇年、助産院でのお産がいかに素晴らしいかを津田塾大学の学生にお伝えしてきました。女性のお産はこのように素晴らしい経験でありうる、という話を、たとえば大学の健康教育の授業で一度でも話すと、学生さんたちはけっこう覚えてくれているものです。妊娠したときに、助産院の扉を叩いてみるくらいのことはするのです。

その経験からも私としては、若い女性への働きかけが非常に大切だと思っています。助産師の方や、佐藤さんのように自然なお産を経験した方が、周りのお母さんや若い女性たちに伝えて、広めていってくださることがいちばん重要ではないか、と思っております。

質問　私は病院で出産しましたが、異常分娩ではなかったので助産院でも産めたと思っています。ただ夫が、血の一滴でも見たらひっくり返るようなタイプで、自宅出産はとても見ていられないと思います。そういうご家族、配偶者はいらっしゃらないのでしょうか。

矢島　そういう方はたしかにいらっしゃいます。ただ、助産院の門を叩く人は、ある程度の知識を持っていらっしゃいます。

今は考える余裕もなく、安全であればいいという女性が大多数ですが、若い女性たちにお産とはこういうものですよ、生きるとはこういうことですよ、と、もっと伝えることが必要だったのではないか、と私は思っています。自分が女であること、産む性であるということを、教育の現場でもっと伝えていけたら、若い人たちが変わっていくのではないかと思っています。

超高齢化時代の医療

質問　「未病」という考え方が、私の中で今、テーマになっていて、暮らしの中の出産と看取り、という今日のお話、すごくおもしろかったです。

新田先生におうかがいしたいのですが、今、死ぬ場所が病院だったり、特養などの施設だったりして、暮らしの中からとても離れているというお話でした。だから死がとても恐怖であるし、どういうことかも私たちはわからない。日本の文化的な背景もあるのでしょうか。日本において死に対する教育が具体的にあれば、おしえてください。

新田　とてもいい質問だなと思って聞いておりました。未病という話がありましたが、私たちは、医学は人を救う、という旗印のもとで治療をしてきました。そこでは「無病」がゴールです。病気と闘い、病気がない無病の状態になれば、治療は終わります。

ところが今この、超高齢社会の時代が来ると、がんであれ、認知症であれ、病名がつくような症状をいくつも持ちながら、生きていく、ということになる。そこでの目標は無病ではなくて、医学という自然科学では解決できない、いわば生活の質が求められます。先ほど申しました、生活を支える医療が必要になってきます。

在宅医療の何がいちばんこわいかというと、いざというときの急変時が困る、という方がもっとも多い。しかし高齢者の急変は、一九％と言われています。八〇％は予測できるのです。お産も、助産師は予測ができる、というお話でしたが、私たちも八〇%は病状の変化を予測できますので、それに対応していければいいわけです。ここでの医療は、繰り返しますが生活の中の医療です。医学と医療の違いがあります。医療は人の幸せを求めるものです。病気を治すというよりも、その人の生活を保ち、結果として人それぞれの幸せを求めることを目的として私は医療をやっております。

特に高齢者の場合、さまざまな病気にかかります。ですからさまざまな症状をもう「病気」とみなさない、と言いましょうか。たとえば肺炎は、高齢者であれば予測されることです。慌てて病院へ連れていくのではなくて、嚥下障害がなければ、抗生剤を点滴するなどして、在宅でみることができます。そうした対応を続けていれば、ほとんどの人が家で過ごすことができ、本人も家族も納得します。

一方、一九%は急変する場合があります。たとえば高齢者が脳梗塞を起こします。脳梗塞で病院に送っても、先ほどもお話ししましたが、八五歳以上になると、治療法は限られてきます。つまり病名をつけて病院に行っても、結果として、家に帰ることのない状況をつくることが多くあります。

生きていてよかったと言える看取り

新田　病変した臓器を治せば、身体症状が改善して家に帰ることができる。これが、医学を自然科学としてとらえた医療です。しかし高齢者の場合、一つの臓器を治したとしても全体として老化が進んでいますから、かえって身体症状が悪くなって退院できなくなる、そういうケースがあまりにも多いのです。「なんのための医療なのか」ということを、根本的に考え直すことが必要ではないかと、ずっと思っています。

ご質問に結びつけますと、教育という言葉には当てはまらないかもしれませんが、吉田兼好はこう言っています。「愚かな人は、また、老いと死を悲しむ。世界が永久不変であるだろうと思って、万物は時々刻々変化してやまない道理を知らないからである」（『徒然草』第七四段）。日本の死生観の根底にはやはり諸行無常があるでしょうが、「死とはなんだろう」という問いはもう数千年、人類が問いつづけてきて、まだ誰もが納得する答えというのは出ていません。

今、私たちは、先端技術で死を先送りできるようになりました。しかし先送りしたところで、人は死に必ず向き合うことになります。私は「看取りの文化」というものを考えて在宅医療を始めたと申し上げましたが、最終的には、みなさん淡々と亡くなります。それがすごいことだな、と思います。「家で死ぬ」という選択が、本人にとっても家族にとっても、また今を生きる子どもたちにとっても、生きていてよかったと心から思える看取りの場になっている、と思っております。

「主体的」に生きる

質問　私は病院で生まれました。赤ちゃんを抱っこしたこともありません。祖父母も気づいたら病院で、しまわれるように入院させられて亡くなりました。大学の授業や今日のようなシンポジウムで先生方のお話を聞いて、自分はずっと管理された社会に生きていたなあ、と気づきました。このような場に自発的に来れば知識も得られますが、こういう現状を知らない、自宅で出産するとか助産院で産むとか、在宅医療で最期を迎えることができる、という選択肢すら思いつかない人がたくさんいる中で、今日のようなお話を発信していくために、家族に対しても、どのように働きかけていったらいいのでしょうか。これからの世代がどうしていったらいいのかなと、ちょっと混乱しています。

司会　最後にいい質問をありがとうございます。みんなで考えていかなければいけないことだろうなと思います。次の世代に送る言葉としても。みなさんお一言ずつ、お願いします。

佐藤　私は感覚的な話しかできませんが……今日も何度か出てきたと思いますが、主体的にかかわっていく、主体的に生きていくということが、すべてにつながっていくのではないかなと思います。生まれるときで言えば、家で産もうとすると、お母さんも赤ちゃんも、主体的に産み、生まれることの楽しさを知ることができます。子どもの成長を見守る大人も主体的に生きて、そんな大人の姿を子どもたちは見て育ちます。

子どもたちとしても、主体的に生きることは、みんなと助け合っていく気持ちが芽生え、自分で課題を解決する力がつきます。そして、管理という言葉が必要のない社会になっていく。自然とのつながりの中で、人が人らしく終わりをも迎えられる形になっていけたらと思います。

死に方がわからない

新田　先ほどお話ししました佐藤一夫さんが亡くなった直後、ずっと看てきた有里さんは、ご遺体に近づくことができませんでした。でも有里さんのお子さんたちは、おじいさんにタタッと近寄ってなでたり、お線香をあげたりしていました。教育の結果なのかなと思いますが、子どもたちがすごく自然体なのです。看取りの中にも子どもたちが当たり前のようにいる。それが家で死ぬ、家で生まれるということなのだろうなと思います。

生活の中にある生と死を、経験する機会が今ほとんどありませんね。経験がないことに対して、どう向き合うことができるのか。

私の知り合いの医師のご主人が、突然、がんの末期と診断されました。本人は「何もしない」と言うので、在宅の道を選びました。夫人は眼科医で、何をすればよいのかよくわからない。二人の息子さんは、どちらも勤務医で、どうやって家で死ぬのか、死に方がわからない。最期が近づいたとき、私は息子さんたちに「君たち、仕事を一週間休んでお父さんを看取ったらどう？」と言いました。それで、息子さんたちは仕事を休んで、父親を看取りました。息子さんたちは「ああ、そうか。家で死ぬことって、こういうことなんだな」と話しておられました。

医師という職業に就いていても、死を迎える準備が必要なのだ、と改めて思いました。一週間でも仕事を休んで、最期の時間を共に過ごす。そうしてようやく、こうすれば家で普通に死ねるんだな、と実感できる。「経験する場をつくる」ということ以上に、私がやることはない、と思っています。

いくら言葉で言っても聞いても、いざというとき行動に移せるかどうかは、わかりません。けれども、二五年間在宅医療をやってきて、一つ一つの実体験のつながりの中で、ある一定の文化だけはつくれる、とも感じております。受け継いでいく人も、どんどん出てきています。文化とは、受け継ぐものです。実際に経験して、その経験をまた語り継いでいただきたい。最近はこのように考えています。

未来へ残すために

矢島　生活の場で産み、看取る。その現場が必要とされています。生活する場があって、そこで生まれ、死んでいくことの大切さをもっと表現し合い、みんなが共有し合っていけば、それが実現していくのではないでしょうか。

まだ時間はかかるかもしれません。しかし、自然の中で生まれて自然に生きていく、これが人間としてもっとも豊かな生き方だと思っています。その生き方をつないでいけば、これから一〇〇〇年、きっと命がつながっていくでしょう。縄文の人たちの鏃が今も残っているように、「生きる」ということを未来に残していけるのではないか、と思いました。

三砂　私は二つ申し上げたいことがあります。一つは、一人一人が人間という存在に信頼をおく、ということ。人類は、曲がりなりにもここまで滅亡せずに、続いてきました。これは、人間という存在は良きものである、ということではないか。

もう一つは、先入観を持たずに心を開いて、自分の頭で考えること。もし「これっておかしいんじゃない？」と思ったら、人の言葉にだまされないで、自分で考えていく力をつけていくこと。これはもちろん若い人たちにいちばん申し上げたいことですが、大人に対しても同様です。常に心を開いて「病院でこんなふうに死ぬのはおかしいんじゃないか」、「出産とはもっと喜びであったはずではないか、だから人類がここまで続いてきたのではないか」とか、そういう疑問を手放さないで、考えつづけること。

今のご質問は、どうしたら家族や周囲の人たちにわかってもらえるだろうか、ということでした。ただ、人を変えることも、家族を変えることもできません。けれども自分が、しっかりと自分自身の考えをつくり上げ、自分の言葉になった時点で、周囲の人に話すことはできます。おかしいと思ったことは、自分の頭でとことん考えようとする態度を身につけることが必要です。私自身は、大学とはそういうことを学ぶところだと思っています。

司会　みなさま、ありがとうございました。今日の講演とディスカッションから何か始まりそうな気がしますし、始めなければいけない時期に来ているのかなと思います。次につながることを、確信しております。本日はどうもありがとうございました。

（司会・松崎政代氏）

参考文献

兼好法師、小川剛生訳注『新版　徒然草　現代語訳付き』、角川ソフィア文庫 Kindle 版

おわりに

「生まれること」と「死ぬこと」を、人類は数限りなく経験してきました。人類がここまで滅びることなく続いてきた、ということは、繰り返される「生まれること」と「死ぬこと」は、それほど「こわいもの」ではなかった、とは言えないでしょうか。「生まれること」と「死ぬこと」が、そんなにこわいものであったなら、聡明な人類はもっと早くにその形を変えていたかもしれない。

自宅で産むこと、自宅のような雰囲気で産むこと、の話を聞いて思うのは、出産とは喜びの体験であり、女性の身体の至福である、ということ。それは、こわいことはとらえられていません。自宅で夫を看取りましたが、本文でも語ったように、それ自体、つまり死ぬことそのものをこわいとは思いませんでした。死にゆく人に寄り添うことは、寂しいけれど、私自身が励まされるような、穏やかな経験だったのです。

とは言え、人類は、こわい出産や、こわい死も、もちろん体験していたでしょう。

頻繁にではないにせよ、こわい経験は、やはりあって、そういうこわい体験によりよく対処したいから、精緻な近代医療の体系をつくり上げてきた、と言えます。
緻密な医療の体系は、だから、数少ない、こわい体験のためのものであったはずなのに、いったん体系が出来上がると、私たちの意識は、すべて医療の対象となるべき「こわい」ところだけに照準を当てるようになってゆく。生まれることと死ぬことのほとんどは、こわくはなかった、ということは、意識の外に置かれ、忘れられてしまうのです。そのことを、忘れてよかったのか、考えよ。この本の問いかけは、どうやら、そのあたりにありそうです。

二〇一七年一〇月一四日

三砂ちづる

著者略歴

● 矢島床子（やじま・ゆかこ）

1945年岐阜県生まれ。矢島助産院院長。1970年日本赤十字社助産婦学校卒業後、日本赤十字社産院、高山赤十字病院勤務。1981年から三森助産院で助産婦修業を経て1987年独立。1990年矢島助産院開業。2002年NPO法人お産サポートJAPAN設立。2003年ハンズの会（地域医療連携システム）立ち上げに関わる。著書に『助産婦（仕事－発見シリーズ）』（実業之日本社）、共著に『新版フィーリング・バース』（自然食通信社）。

● 新田國夫（にった・くにお）

1944年岐阜県生まれ。医学博士・日本外科学会外科専門医。1967年早稲田大学第一商学部卒業。1979年帝京大学医学部卒業。同大学病院第一外科・救急救命センター勤務。1992年から医療法人社団つくし会、理事長。著書に『安心して自宅で死ぬための5つの準備』（主婦の友社）、編著に『家で死ぬための医療とケア』（医歯薬出版）ほか。

● 佐藤有里（さとう・ゆり）

1974年千葉県生まれ。NPO法人くにたち農園の会 監事。NPO法人森のようちえん全国ネットワーク連盟理事。森のようちえん谷保のそらっこ代表。2002～2011年に5子を自宅出産。2013年から東京都国立市谷保で森のようちえんを開設。0・1・2歳からの自然体験のほか、田畑とつながる子育て古民家「つちのこや」、都市モデル農園「くにたち　はたけんぼ」の運営、乗馬キャンプの企画など、地域に根ざした活動を続ける。

● 三砂ちづる（みさご・ちづる）

1958年山口県生まれ。兵庫県西宮育ち。津田塾大学国際関係学科教授、作家。京都薬科大学卒業、ロンドン大学Ph.D.（疫学）。著書に『オニババ化する女たち』（光文社新書）、『昔の女性はできていた』（宝島文庫）、『月の小屋』（毎日新聞出版）、『五感を育てるおむつなし育児』（主婦の友社）、『女が女になること』（藤原書店）、『女たちが、なにか、おかしい』（ミシマ社）、『死にゆく人のかたわらで』（幻冬舎）ほか多数。

家で生まれて家で死ぬ

2017年11月20日　第1刷発行

著　者◎矢島床子・新田國夫・佐藤有里・三砂ちづる

ブックデザイン◎藤田知子

発行者◎中野葉子
発行所◎ミツイパブリッシング
〒078-8237 北海道旭川市豊岡7条4丁目4-8 トヨオカ7・4ビル 3F-1
電話 050-3566-8445
E-mail: hope@mitsui-creative.com
http://www.mitsui-publishing.com
印刷・製本◎モリモト印刷

ISBN978-4-907364-07-6